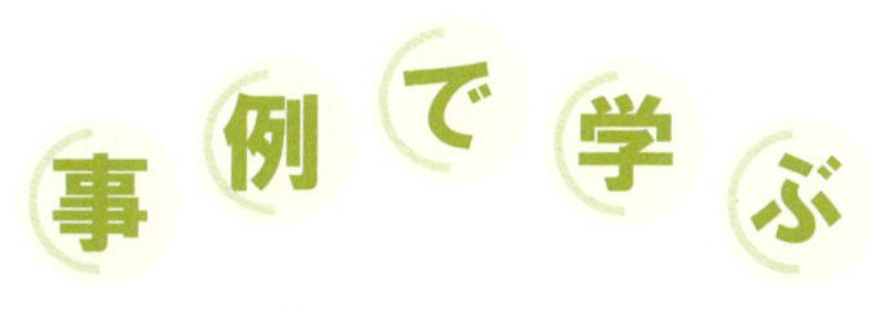

在宅医療のコツとピットフォール

TIPS AND PITFALLS FOR HOME MEDICAL CARE

矢吹　拓
木村琢磨　編

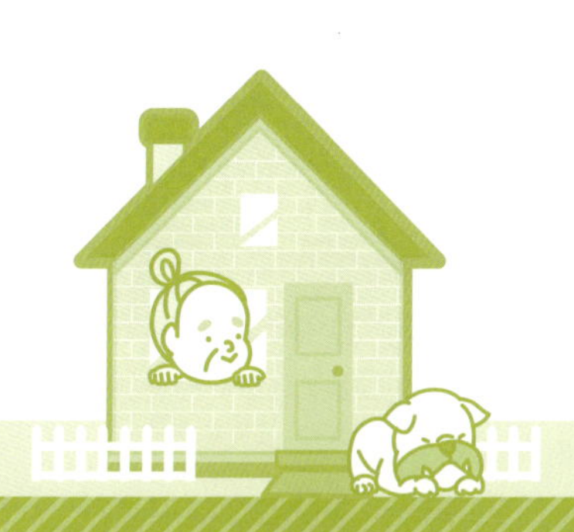
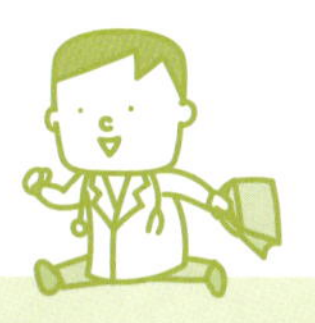
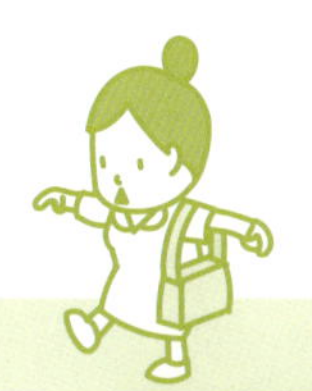

南江堂

● 編　集

矢吹　　拓	やぶき　たく	国立病院機構栃木医療センター内科
木村　琢磨	きむら　たくま	北里大学医学部地域総合医療学

● 執　筆（五十音順）

石川　純也	いしかわ　じゅんや	かけい医院内科・総合診療科
今永　光彦	いまなが　てるひこ	国立病院機構東埼玉病院内科・総合診療科
江口幸士郎	えぐち　こうしろう	今立内科クリニック
榎原　　剛	えのきはら　つよし	えのきはらクリニック
筧　孝太郎	かけい　こうたろう	かけい医院内科・総合診療科
軽部　憲彦	かるべ　のりひこ	宇都宮協立診療所
川口　篤也	かわぐち　あつや	函館稜北病院総合診療科
川﨑　　祝	かわさき　はじめ	いなずさ診療所
菅野　哲也	かんの　てつや	相模原市立千木良原診療所 / 北里大学医学部地域総合医療学
北　　和也	きた　かずや	やわらぎクリニック
木村　琢磨	きむら　たくま	北里大学医学部地域総合医療学
小林　正樹	こばやし　まさき	国立病院機構栃木医療センター内科
近藤　秀一	こんどう　しゅういち	近藤医院
齋藤　雄之	さいとう　たけし	斉藤医院
笹沼　宏年	ささぬま　ひろとし	相模原市立青野原診療所 / 北里大学医学部地域総合医療学
新森加奈子	しんもり　かなこ	宮崎大学医学部地域医療・総合診療医学
関口　真紀	せきぐち　まさのり	宇都宮協立診療所
髙橋　昭彦	たかはし　あきひこ	ひばりクリニック
高柳　　亮	たかやなぎ　りょう	前橋協立診療所
武井　　大	たけい　だい	宇都宮協立診療所
外山　哲也	とやま　てつや	国立病院機構東埼玉病院内科・総合診療科
宮道　亮輔	みやみち　りょうすけ	ハンディクリニック
森　　紘子	もり　ひろこ	北里大学医学部地域総合医療学 / 北里大学東病院総合診療・在宅支援センター
矢吹　　拓	やぶき　たく	国立病院機構栃木医療センター内科
山寺　慎一	やまでら　しんいち	菜の花診療所

序文

在宅医療に初めて同行したときのことは今でもありありと覚えています．薄暗い電球の明かりの下で，部屋の真ん中に布団が敷かれ，周りには写真や雑貨，お菓子などがちらばり，ペットのネコが部屋をウロウロしている，そんな家で患者さんとご家族が私たちを待っていました．指導医の先生の一挙手一投足を必死に見ながら，次から果たして自分も同じように振る舞えるだろうかと不安を抱えつつ家を後にしたのでした．

在宅医療は「密室の医療」です．複数の医師が同じ患者さんの診療に携わることはあまり多くありません．単独で診療を行っているとそもそも失敗に気づけないこともあり，いつの間にか独りよがりになってしまうこともあるかもしれません．グループ診療を導入している施設も増えてきていますが，病院での医療に比べると担当患者さんの事例検討や共有を行うことはまだまだ少ないのが現状ではないでしょうか．

"To Err is Human（人は誰でも間違える）"

は，1999年12月に米国医学研究所（Institute of Medicine：IOM）が公表した有名なレポートです．在宅医療においてもエラーやピットフォールは決してまれではなく，今後取り組むべき大きな課題です．在宅医療ならではの特徴は，なんと言ってもその環境にあります．自宅や施設という環境の特性，設備・人材などの医療資源，医療アクセスの不十分さなどは，通常の病院医療とは違ったエラーにつながる可能性があります．在宅医療現場でのエラーやピットフォールの改善のために有用な介入のひとつは情報の共有ですが，まだまだ共有の場は多くありません．

本書では全国で真摯に在宅医療に携わっている多くの在宅医に，あえてエラー症例，ピットフォール症例を提示してもらいました．それぞれの事例に目を通し，「こんなことあるよな～」とか「これは難しいけどなあ」とか共感しながら，多くの学びを共有できる良書になったと自負しています．在宅医療に携わる多くの方々に本書が届き，次のエラーを防ぐための情報共有の一助になればこんなに嬉しいことはありません．

在宅医療の現場は，文字通り患者さんにとってのホームです．私たちが誰かをホームに招くというのは信頼・親しさの表れです．その信頼に応えるべく，提供する在宅医療の質の向上のために本書が活用されることを願っています．

最後に，執筆していただいた全国の諸先生方，共同編集を快く引き受けてくださったメンターの木村琢磨先生，企画・執筆・校正の段階から丁寧に導いてくださった南江堂の皆様，在宅医療でお世話になっている宇都宮協立診療所の仲間たち，そして何より今まで担当させていただいた在宅医療の患者さんたちに心から感謝します．

2018年5月

季節違いの雷が鳴り響く雷都宇都宮にて　**矢吹　拓**

第6章　看取り　153

本書に登場する事例は，すべて事実に基づくフィクションです．

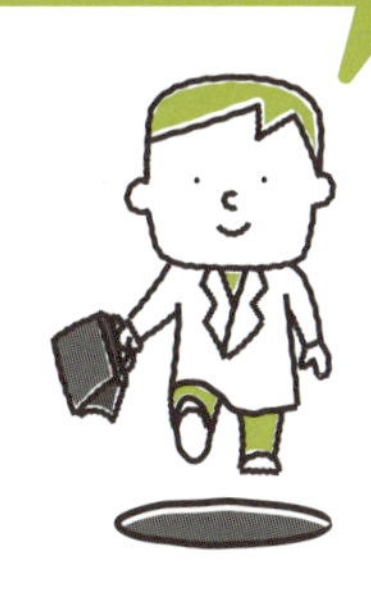

第1章　診断

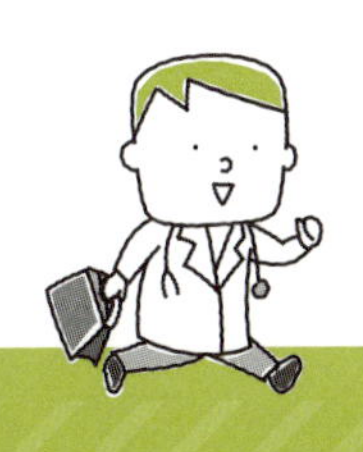

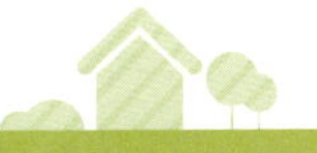

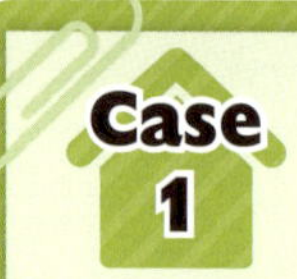

Case 1 尿路感染症だと思ったのに…

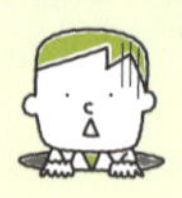

80歳代男性

5年前からグループホームに入所し，入所後から診療所の訪問診療が開始された．当初から脳梗塞の後遺症および神経因性膀胱があり，尿道カテーテルが留置され，総合病院泌尿器科にも定期通院していた．

入所後も時折発熱があり，泌尿器症状ははっきりしなかったが，泌尿器科外来受診時に細菌尿を指摘され，レボフロキサシン（クラビット®）を処方されたところ数日で解熱した．同様のエピソードが数ヵ月に1度程度の頻度で起こっており，泌尿器科からは発熱したらレボフロキサシンを内服するよう指示が出ていた．

アセスメント

「レボフロキサシンをあまり頻回に処方するのもどうかな？」と思いながらも，その度に解熱が得られていたことや，わざわざ病院の外来に連絡するまでのことではないと考え，特に大きな介入は行わずに経過をみていた．

その後の経過

経過中に，尿道カテーテル長期留置による陰茎裂傷を合併し，尿道カテーテルの留置継続が困難となり，1年前に泌尿器科によって膀胱瘻が造設された．この頃から月に1回は発熱がみられるようになり，レボフロキサシンを使用する頻度が増えてきた．徐々に衰弱し，車椅子に座れず臥床状態が目立つようになった．体重も減り，食事も摂れなくなってきており，老衰の経過を考えたが，家族が病

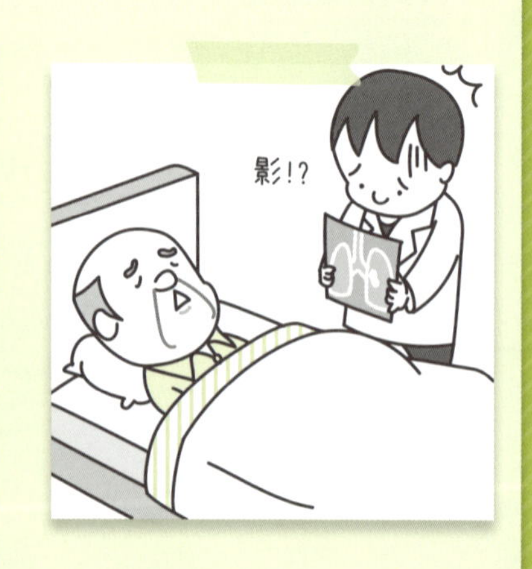

院での精査を希望したため，総合病院に紹介した．

後日，入院時の胸部X線像でびまん性小粒状影と石灰化リンパ節腫脹がみられ，喀痰塗抹のガフキーが3号陽性で，粟粒結核であった旨の連絡があった．その後，施設職員や入所者を含めた多くの関係者が接触者健診を受けることとなってしまった．

A ここが落とし穴！

❶ 尿路感染症の診断は実は難しい

高齢者で尿路感染症の診断をつけるのは，実は結構大変です．教科書的には発熱に加えて，排尿時痛や頻尿，側腹部痛や恥骨部痛，尿所見の変化などが必要とされますが，施設入所中の高齢者では典型例は多くありません．2001年にLoebらが，施設入所者の尿路感染症に対する抗菌薬処方のための診断基準を作成[1]しました（表1）．

高齢者では認知症がある方や症状の訴えが乏しい方も多く，たとえば「い

表1 施設入所者の尿路感染症に対する抗菌薬処方のための診断基準

必須項目：①②のどちらか
①急性の排尿障害 ②発熱（37.9℃>または平熱より1.5℃上昇）
補助項目：上記に加えて以下の少なくとも1つ以上
①尿意切迫感 ②頻尿 ③恥骨上の痛み ④肉眼的血尿 ⑤CVA 叩打痛 ⑥尿閉

CVA：costovertebral angle（肋骨脊柱角）　　（文献1より引用）

つもと様子が違う」とか「歩けない」といった症状が尿路感染症の症状である可能性もあります．最近の研究[2)]では，施設入所中の認知症高齢者の尿路感染症症状で最も多かったのは意識変容だった（44.3%）とも報告されています．もちろん，意識変容自体は，肺炎やせん妄，敗血症，その他の非感染症要因でも認められる所見なので「意識変容＝尿路感染」と安易には言えませんが….

また，診断をさらに難しくしているのが，療養場所の問題です．自宅や施設では，まず適切なタイミングで尿検査や尿培養を採取すること自体が困難です．尿所見の評価をせずに尿路感染症を診断することはできないと思いますが，導尿自体は痛みを伴ったり，羞恥心を与えたりと侵襲度が高い処置であると認識され，検査そのもののハードルが上がってしまっていることがあるかもしれません．さらには，尿道カテーテル留置患者ではほぼ全例が無症候性細菌尿になっており，残念ながら尿所見はほとんどあてになりません．

❷ 在宅で使用する抗菌薬のピットフォール

在宅セッティングで使用する抗菌薬の選択肢は限られています．特に，患者・介護者・施設スタッフへの配慮や，治療効果の確実性などから，①投与回数が少ない，②臓器移行性がよい，③副作用が少ない，といった条件を満たす抗菌薬を選択することが重要です．点滴薬ではセフトリアキソン（筋注も可）が，内服薬ではレボフロキサシンなどのニューキノロン系薬剤がしばしば使用されるのはこのためです．

今回使用されたニューキノロン系薬剤は，①投与回数が少ない，②臓器移行性がよいという点では非常によい薬剤ですが，副作用についてはどうだったでしょうか？ 実はニューキノロン系薬剤の副作用については多くの報告がなされています．主なものとして，その抗菌スペクトラムの広さゆえの耐性化の問題，*Clostridium difficile* 感染症（CDI）の発症リスク，そして今回話題になった結核菌への抗菌活性の問題です．

トスフロキサシン以外のニューキノロン系薬剤は，抗結核作用を有することが知られていて，肺結核に対する治療レジメンのなかに含まれることもあるほどです．肺結核に対してニューキノロン系薬剤を使用すると，3日前後で65.8〜83%の臨床症状が軽快することが知られています[3)]．また，喀痰結核検査の陽性率も低下することが知られており，診断の遅れにつながることも報告されています．実際に，結核診断前にニューキノロン系薬剤に曝露されると，死亡リスクが1.82倍に増加する[4]とのことです．

POINT

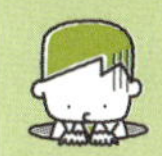

◉**尿路感染症の診断が不確定な状況のなか，ニューキノロン系薬剤を頻用して，肺結核の診断が遅れてしまった．**

B よりよい在宅医療のための Next Step

❶ 在宅での尿路感染症診断は慎重に

診断について近道はありません．やはり排尿関連の症状と尿所見が重要になります．排尿症状は本人から聴取できない場合には，**普段との変化をどう把握するかが重要です．普段の様子をよく知っている家族や施設職員の意見を聞き，介護者からみた排尿状況や変化を丁寧に聴取する**のが大事です．実際，「尿路感染症を起こすとすぐわかりますよ」と言う家族の方もいました．

また，尿所見を得るために，尿を採取することが重要です．家族や施設職員にも協力してもらって，尿取りパッドなどでの採尿を試みることもあるかもしれません．ただ，実際に高熱が出て尿路感染症を疑う状況であれば，導尿自体はそれほど侵襲度の高い手技ではないので，きちんと尿を採取することもまた重要です．

たとえ尿検査ができたとしても，無症候性細菌尿があるとさらに問題はわかりにくくなります．今回のような尿道カテーテル留置中の患者では，尿所見は基本的に汚いので，安易に尿路感染症と診断するのは避けたほうが無難です．「ひょっとしたら尿路感染症ではないかもしれない」というスタンスで慎重に診療経過を診ていくことがよいと思います．

❷ ニューキノロン系抗菌薬は可能な限り避ける

在宅であっても病院であっても，感染症診療の原則は変わらないと思います．すなわち，①患者の訴え・身体所見から感染臓器を決定し，②その感染臓器で問題となる起因微生物をリストアップし，③それに対して十分に効果がある抗菌薬を処方するという一連の原則です．

尿路感染症と診断した場合には，確かにニューキノロン系薬剤が第一選択で推奨されています．ニューキノロン系薬剤は投与回数・移行性の観点からも優れており，治療期間も短くて済むのが最大の売りです．一方，今回の事例のように肺結核をマスクしてしまうことは，本人にとっても周囲の生活者にとっても大きな影響を与えますから，その投与には十分考慮する必要があります．せっかく在宅療養を希望しているのに，最後は望まないかたちで病院の個室管理になることは避けなくてはいけません．高齢者では結核既往がある方や免疫力低下をきたしている方も多く，少なくとも過去の**肺結核既往や治療歴のある場合にはニューキノロン系薬剤を避けたほうが無難**でしょう．

尿路感染症の80％前後が大腸菌感染によるものですが，施設入所高齢者では大腸菌頻度が低下し *Proteus* 属や *Klebsiella* 属などが増えてくる[5]こと，大腸菌でもESBL（基質特異性拡張型βラクタマーゼ）産生菌が多くなるのが，さらに悩みを大きくしています（図1）．もし，ニューキノロン系薬剤を避ける場合には，表2のようにST合剤や第一世代セフェム系薬の内

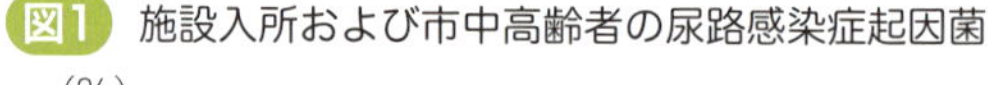
図1 施設入所および市中高齢者の尿路感染症起因菌

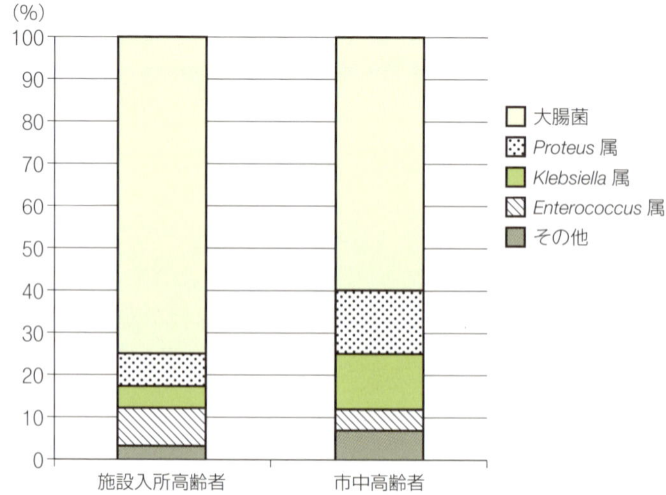

（文献5を参考に作成）

表2 ニューキノロン系薬剤を使用しない場合の尿路感染症に対する処方例

①セファレキシン顆粒徐放剤（L-ケフレックス®）500 mg，2 包/分 2，朝夕食後
②ST 合剤（バクタ®），4 錠/分 2，朝夕食後

服を用いるのがよいかもしれません．

TIPS

- **尿路感染症の診断は難しいこともあり，丁寧な経過観察が必要！**
- **ニューキノロン系抗菌薬は結核をマスクする可能性があり，可能な限り使用を控えよう！**

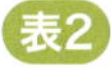

文献

1) Loeb M et al：Development of minimum criteria for the initiation of antibiotics in residents of long-term-care facilities：results of a consensus conference. Infect Control Hosp Epidemiol **22**：120-124, 2001
2) D'Agata E et al：Challenges in assessing nursing home residents with advanced dementia for suspected urinary tract infections. J Am Geriatr Soc **61**：62-66, 2013
3) Wang JY et al：Empirical treatment with a fluoroquinolone delays the treatment for tuberculosis and is associated with a poor prognosis in endemic areas. Thorax **61**：903-908, 2006
4) van der Heijden YF et al：Fluoroquinolone exposure prior to tuberculosis diagnosis is associated with an increased risk of death. Int J Tuberc Lund Dis **16**：1162-1167, 2012
5) Rowe TA et al：Diagnosis and management of urinary tract infection in older adults. Infect Dis Clin North Am **28**：75-89, 2014

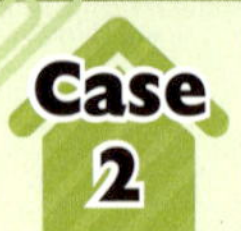

先が読めない…

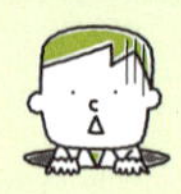

80歳代女性

年齢相当の認知機能障害と難聴はあるが，高血圧以外の既往歴はない．ここ数年は足腰が弱り通院困難なため，月1回の訪問診療を行っている．ある朝，「お袋が起きてこないので救急車を呼んでもいいか」と同居している長男より医師の緊急電話へ連絡があった．「昨日，夕食はやや少なめだったものの，いつも通り20時30分頃に就寝し，特に変わった様子もなかった」という．

医師は電話で「ここ数年は食事量に変動があり，寝る時間も増えており，救急車要請の前に一度診療すること」を提案し，長男の了解を得たため緊急往診を行った．診察では軽く肩を叩いて呼びかけるとゆっくり開眼するが，すぐに閉眼してしまう．表情は辛そうではなく，バイタルサインや呼吸音に異常はない．

アセスメント

医師は長男へ「超高齢であり，ここ数年の様子から“老衰”の経過をみていた可能性があること」「数日で亡くなる可能性もあること」「救急医療では，まずは血液検査などを行うことが考えられるが，在宅医療でも血液検査は可能であること」を説明した．長男は「そうですよね，長生きしましたから」との返答であった．家族と相談し，以前の入院でせん妄になったことを踏まえ，在宅で血液検査を行い，このまま自宅で経過をみる方針とした．

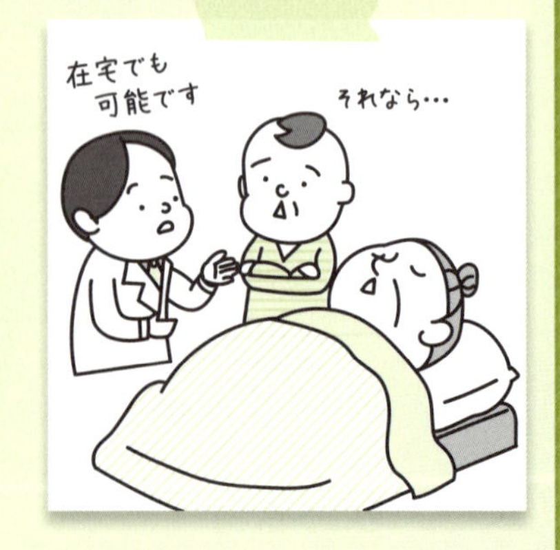

その後の経過

血液検査で異常は認められなかった．翌日，医師が長男へ電話し状態を確認したところ，「お袋，今朝は食事を摂りました」とのこと．翌々日に訪問すると本人は笑顔で迎えてくれた．その後，眠る時間はさらに増え，1日に1〜2回，少量の食事を摂る生活が続き，約8ヵ月後に自宅で永眠された．

A ここが落とし穴！

❶ 非がんにおける予後予測の困難性

悪性腫瘍患者の予後予測は，さまざまなツールにより月単位，週単位である程度可能といえるでしょう．悪性腫瘍の場合は，“一般に状態悪化後は比較的短期間で死に至る”ため，予後が比較的予測しやすいと考えられます[1]．

一方，非がん患者の予後予測には限界があります．その理由として，まず**内臓疾患や認知症，老衰では増悪・寛解を繰り返し，回復の可能性を見立てることが難しい**ことが挙げられます．そのため非がん患者では，この事例のように医師が**患者サイドに予後を提示できない，また見立てた予後と実際の予後が異なってしまう**こともありえます．また内臓疾患では，悪性腫瘍と異なり，在宅医療の適応となるステージでも急性増悪の際に治療介入がありうることも理由の一つとなるでしょう．疾患により予後予測に有用な検査がある場合もありますが，在宅医療では医療機関に比べて検査施行が困難なため，予後予測は病院以上に困難となります．

POINT

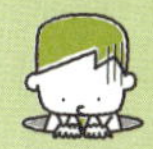

- **非がん患者の予後予測に限界があり，有事の際のケア方針が不明確だった．**

B よりよい在宅医療のための Next Step

❶ 在宅医療における予後予測の必要性・意義

第一に，患者サイドが自己決定するために予後予測が必要です．どの患者にも訪れる“終末期や有事の際のケア方針を患者サイドと在宅チームで共有しておくこと”は，“患者がやりたいこと（やっておきたいこと）を行う計画・遂行”“在宅療養をなるべく継続すること”“無益な救急受診を防ぐこと”につながり，患者のQOL（quality of life）を維持するうえで必要です．そのため非がん患者に対しても，年単位，月単位の予後予測を行い，患者サイドへ伝えられることが理想的です．

第二に，患者家族の負担を軽減するために必要です．予後予測に基づいて“終末期や有事の際のケア方針を患者・家族サイドと在宅チームで共有しておくこと”は，家族の持つケアに対する不安を軽減し，その満足度が高まり，遺族の不安や死別反応としてのうつが少ないことが明らかになっています[2)]．

第三に，在宅チームが有効に機能するうえで必要です．それは，患者の“死生観”“終末期”“延命治療”“療養で重視すること”などに関する価値観を，患者・家族と在宅チームが相互に理解・共有し尊重していくことにつながるでしょう．これは，患者のケアの方向性をチーム内で統一し，“症状変動時の病院受診や救急車要請の判断基準”が職種によって異なることで患者・家族が混乱したり，望ましくない救急受診が生ずることを防ぐことでしょう．

❷ 非がんにおける予後予測に参考とする臨床情報

まず，終末期における病態ごとの軌道（illness trajectory）を理解しておきます（図1）[1)]．慢性疾患・内部障害（慢性心不全，慢性腎不全，慢性呼吸不全）では，**イベントが起こるたびに回復の度合いが減り，増悪と寛解を繰り返しながら徐々に衰弱**していきます．加齢や老衰では“枯れるように静かに老い，緩やかな下り坂の経過”となります．これらは，悪性腫瘍において“死の直前まで機能が保たれるが，急に状態が悪化し死に至る”のとは異なることを明確に理解しておきます．ただし，在宅医療のステージにある患者では臨床的には急な状態変化が常にありうるため，これらに基づく予後

図1 終末期における病態ごとの軌道（illness trajectory）

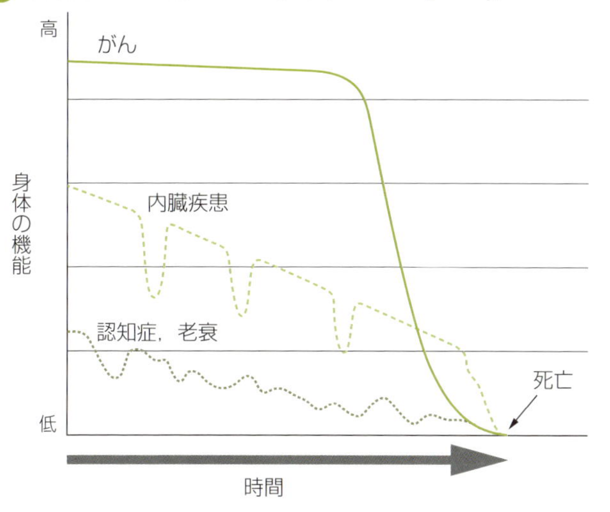

（文献1を参考に作成）

表1 非がんにおいて基礎疾患にかかわらず予後不良を示唆する臨床所見

①高齢
②ADL低下（寝たきり，全介助）
③低栄養（経口摂取不良，体重減少，栄養療法が無効）
④繰り返す誤嚥性肺炎
⑤繰り返す発熱
⑥傾眠
⑦合併症：認知症，心不全，腎不全，褥瘡

（文献3，4を参考に作成）

予測では“急な状態変化を除いて”ということが前提となります．

次に，“非がんにおいて基礎疾患にかかわらず予後不良を示唆する臨床所見”を大まかに理解しておきます（**表1**）[3,4]．判断の主なポイントは，私見ですが **“食べられなくなること”** の重要性が高いと考えます．経口摂取不良などは主観的な評価となることに注意が必要となりますが，繰り返す誤嚥や，経管栄養などの栄養療法が無効である際には，予後が短いと判断する根拠となりうると考えられます．ただし，経口摂取不良であっても輸液をしていれば月単位で，経管栄養を使用していれば年単位で予後が延長される可能性があると見積もるとよいでしょう．非がんにおいて予後不良を示唆するこうした臨床所見を基礎疾患ごとに理解しておくことも必要です（コラム1，14ページを参照）．

いずれにせよ，非がんにおいてはこの事例のように予後の見立てが実際と異なることが珍しくありません．そのため，**“非がん患者における予後予測の不確定さ”を患者サイドと率直に共有する**ことが最も重要であると思います．

❸ 電話による状態変化時の対応

非がん患者の予後予測には限界があるため，実際には“終末期や有事の際のケア方針”が不明確なことが少なくありません．このような状況で，患者に一定以上の状態変化が生じれば，一部の家族は“びっくり”して救急車を要請し，病院に患者が搬送される可能性もあります．しかし，在宅医療の適応となる患者の多くは，救命処置と延命的な処置が表裏一体の側面があるため，救急搬送が契機となる医療が，結果として患者に望ましくないケアとなることも否定できません．もちろん救急医療の現場で患者を初めて診る医師は，医学的な側面を重視せざるを得ない側面もあるでしょう．その点，在宅医療では**状態変化時の初期対応としての在宅医による電話対応**が一つの鍵を握ると思います．状態変化時の初期対応としての電話対応を，患者にもともと関わっている在宅医が行えば，患者に一定以上の状態変化が生じた際に，以下のような“よい判断”に寄与すると考えられるからです．

第一に，患者に状態変化をきたした原因の“見立て”を，ある程度できることが期待されます．

それは“救急車を呼ぶべきか”，すなわち“病院搬送”の患者へのメリットを判断して提案することにつながるのではないでしょうか．たとえば，電話の情報から何らかの合併症の出現が疑われるが，医学的に適応となりうる治療方針は，侵襲度などから患者への利益が大きくないことを査定し，その旨を家族へ説明し相談することが可能となるでしょう．

第二に，患者の家族がより冷静な判断を行うことを可能にするのではないでしょうか．家族が慌てて救急車を呼ぶ前に在宅医へ電話してくれれば，在宅医とやり取りすることで安心し，よい患者アウトカムにつながることが期待されます．

これらを実現するためには，電話対応が在宅医にとって負担にならず，やりがいとなるための体制整備がますます望まれています．

TIPS

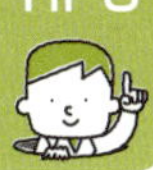

• 非がん患者に対する予後予測には限界があり，時にケア方針の決定が不明確な状況での状態変化がありえるが，“まず家族と医師が電話でやり取りすること”は患者にとって望ましいケアにつながる！

文献

1) Lynn J：Perspectives on care at the close of life. Serving patients who may die soon and their families：the role of hospice and other services. JAMA **285**：925-932, 2001
2) Detering KM et al：The impact of advance care planning on end of life care in elderly patients：randomised controlled trial. BMJ **340**：c1345, 2010
3) 平原佐斗司：非がん疾患の予後予測の指標作成に関する研究．財団法人在宅医療助成勇美記念財団・2009 年度後期在宅医療助成研究，2009
4) 平原佐斗司（編著）：チャレンジ！　非がん疾患の緩和ケア，南山堂，東京，2011

 コラム1 非がんにおいて予後不良を示唆する臨床所見とは?

非がんにおける予後予測には大きな限界がありますが，さまざまな基礎疾患ごとに予後不良の臨床所見を認識しておくと参考になります（表a）．疾患ごとのより詳しい予後予測も存在しますが，そもそも在宅医療の適応となるステージの非がん患者の多くでは，予後不良の臨床所見をすでに一定以上認めることも多いでしょう．これ

表a 疾患ごとの予後不良の病態

疾患	病態
認知症	・意味のある言葉を発することができない ・繰り返す誤嚥
呼吸不全	・労作時呼吸困難が出現する歩行距離が短くなる ・安静時の呼吸困難 ・安静時の心拍数 100/分以上
慢性心不全	・治療抵抗性 ・わずかな労作で症状が出現し，いかなる身体活動も制限される（NYHA 分類Ⅳ度）
肝不全 （非代償性肝硬変）	・コントロール困難な腹水 ・腎機能障害（肝腎症候群）の進行 ・特発性細菌性腹膜炎 ・治療抵抗性の繰り返す肝性脳症 ・黄疸の進行 ・食道静脈瘤の合併（急な状態変化がありうる） ・肝細胞がんの合併
腎不全 （維持透析を行わない方針）	・治療抵抗性の尿毒症症状 ・治療抵抗性の乏尿

（文献ⅰ，ⅱを参考に作成）

らの予後不良の臨床所見を一定以上認めた場合は，年単位ではなく月単位の予後である可能性を患者・家族サイドと共有するための臨床情報としてそれを活用するべきだと思います．そして，そのことは終末期や有事の際のケア方針を患者・家族サイドと在宅チームで共有しておくことの一つの契機になることが望まれます．

予後予測の参考となる臨床情報には“予後不良と考えられても予後良好となる臨床所見”もあります．たとえば，“認知症の終末期を示唆する所見が一定以上あっても，歩行可能である場合は6ヵ月以上の生存を示唆する”といったことを認識するべきですが，そのエビデンスは乏しいため，疾患ごとにさまざまな知見が蓄積することが待たれます．

文献

i）平原佐斗司：非がん疾患の予後予測の指標作成に関する研究．在宅医療助成勇美記念財団・2009年度後期在宅医療助成研究，2009

ii）平原佐斗司（編著）：チャレンジ！ 非がん疾患の緩和ケア，南山堂，東京，2011

Case 3 転倒後，歩行可能なら安心？

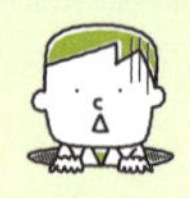

70歳代女性

認知症，慢性心不全あり．薬の飲み忘れが多く心不全が増悪したことから，訪問診療を行っている．訪問診療中に立ち上がろうとした際，つまずき転倒し，左大腿部を打撲した．

アセスメント

大腿骨頸部骨折の可能性も考えたが，打撲部の疼痛はなく，大腿や下腿の稼働時痛や可動域制限もみられず，“足の付け根の違和感”のみであったため，湿布剤を処方し経過観察とした．

→その後の経過

同日夜間から「左大腿部痛の増悪と微熱（37.3℃）があり歩けない」と患者から連絡があった．往診し診察したところ，左股関節の屈曲で疼痛増悪と可動域制限があり，左下肢は外旋位だった．病院に搬送され，X線撮影で左大腿骨頸部骨折と診断された．

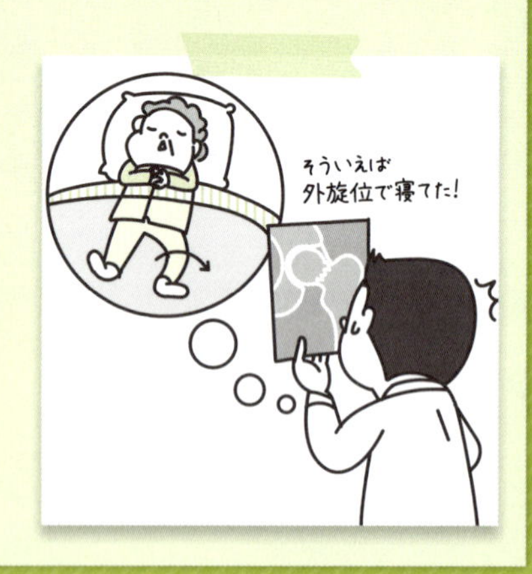

A ここが落とし穴！

❶“歩ける”大腿骨頸部骨折もある

高齢者の転倒で股関節痛があれば，まず大腿骨近位部骨折（大腿骨頸部骨折，大腿骨転子部骨折）を考えます[1)]．典型例では歩行困難となり，診察上はスカルパ（Scarpa）三角に圧痛があり，股関節屈曲や外転，さらには外内旋が制限されます[2)]．しかしながら，**転位のない骨折では痛みを訴えるものの，歩行可能な場合**もあります[3)]．この事例では骨折直後は転位がなく歩行可能であったものの，時間が経ち転位が生じたために，夜間になって歩行困難になったものと予想されます．また転倒の病歴がなくても，オムツ交換などの軽微な外力で大腿骨頸部骨折になる場合があり注意が必要です．

POINT

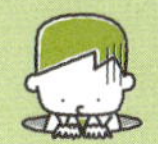

◎**高齢者の転倒後に大腿骨頸部骨折を念頭に置いたが，歩けることで除外してしまった．**

B よりよい在宅医療のための Next Step

❶ 在宅で大腿骨頸部骨折を診断する

高齢者が転倒後に股関節痛を訴える場合は，歩行障害がなくても大腿骨頸部骨折を想定して慎重に診察しましょう．患側の下肢が外旋，短縮しているのが典型的です（図 1）[1)]．下腿や足先の位置ではっきりしない際には，左右の膝蓋骨を比べると患側の膝蓋骨が外旋し，頭側にあることを指摘できることがあります[1)]．

大腿骨頸部骨折を診察する手技としては **patellar-pubic percussion test（PPP test）**（図 2）があります．これは恥骨に聴診器を当て，左右の膝を叩く音を聴取できるかどうかで大腿骨頸部骨折の有無を推定するものです（膝を叩いても音が聴取できない場合，大腿骨頸部骨折を疑います）．この検査特性はシステマティックレビューで感度 95％，特異度 86％とされており[4)]，試みてもよいかもしれません．その他，ポータブルエコーを扱える場合は，股関節内に出血があれば大腿骨頸部骨折を示唆する所見となります[2)]．

大腿骨頸部骨折は手術療法が原則です．内科的な合併症で手術が遅れる場合を除いて，できるだけ早期に手術を行うべきであるという報告が多く

図1 左大腿骨転子部骨折
右側健側と比較した膝蓋骨の位置に注意する.

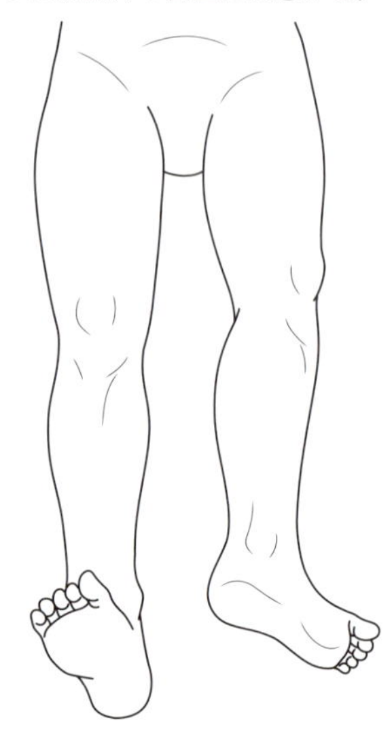

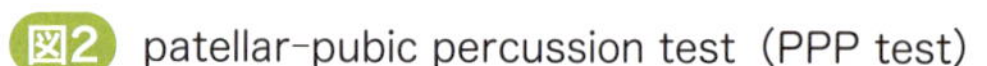

図2 patellar-pubic percussion test（PPP test）

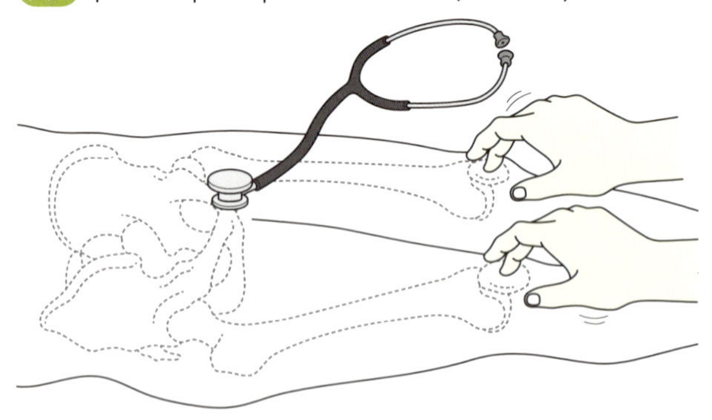

（文献5より引用）

あります[3]. 転位型の骨折はもちろんですが, 非転位型の骨折においても良好な骨癒合や疼痛緩和を得るために手術が望ましいと考えます. したがって, 在宅においても大腿骨頸部骨折が一定以上疑われる際には, 患者背景を加味したうえで病院受診を検討するのがよいと思います.

❷ 大腿骨頸部骨折を予防する

訪問診療の対象となる患者層には，加齢に伴う骨粗鬆症や虚弱など大腿骨頸部骨折のリスクが高い集団が多く含まれています（表 1）．大腿骨頸部骨折は受傷後 1 年以内の死亡率が 10〜30％といわれています[3)]．したがって予防の視点（表 2）は重要です．

表1 大腿骨近位部（頸部，転子部）骨折の危険因子と考えられるもの

①骨密度の低下
②脆弱性骨折の既往
③親に大腿骨近位部骨折の既往がある
④向精神薬の使用
⑤加齢
⑥低体重

（文献 1 より抜粋）

表2 大腿骨近位部骨折の予防に有効だと考えられているもの

①骨粗鬆症の薬物療法のうち，
- アレンドロネートとリセドロネートは 70 歳代までの骨粗鬆症の女性の大腿骨近位部骨折を減少させる
- ビタミン D はカルシウム併用で高齢者の大腿骨近位部骨折を減少させるが，単独使用や低用量では有効ではない
- エストロゲンは大腿骨近位部骨折を減少させるが，他の全身的有害事象が多い
- ビタミン K は，アルツハイマー病，パーキンソン病などの合併患者が多くを占める高齢者集団において大腿骨近位部骨折を減少させる
- カルシウムは，ビタミン D 併用で高齢者の大腿骨近位部骨折を減少させるが，高用量の単独投与により大腿骨近位部骨折リスクが上昇する

②運動療法は転倒予防には有効であるが，骨折予防については不明である
③ヒッププロテクターは介護施設高齢者の大腿骨近位部骨折の予防に有効であるが，在宅高齢患者には無効である
④住環境改善，向精神薬漸減は転倒防止に有効である

（文献 1 より抜粋）

わが国のガイドライン[3)]では骨粗鬆症の評価と併せて，**ビスホスホネート製剤（アレンドロネートとリセドロネート）の使用**や**ビタミンDとカルシウム製剤の併用**を勧めており，もちろん薬を追加する視点は重要です．一方で，**多剤処方になっていないか**（5種類以上の薬剤処方は転倒の危険因子です[3)]），**処方されている薬に向精神薬など転倒を招く薬剤成分が含まれていないか**，という視点も併せて忘れないようにしたいところです．

転倒を増やす可能性がある薬剤において**FRIDs（fall-risk-increasing drugs）**という概念があります．これはスウェーデン保健福祉庁（Swedish National Board of Health and Welfare：NBHW）が作成した，75歳以上の転倒リスク増加薬のリストになります．代表的なものとして，抗うつ薬［オッズ比1.68；95%信頼区間（CI）1.47-1.91］，抗精神病薬（オッズ比1.59；95%CI 1.37-1.83），ベンゾジアゼピン系薬（オッズ比1.57；95%CI 1.43-1.72），睡眠薬，鎮静薬（オッズ比1.47；95%CI 1.35-1.62），降圧薬（オッズ比1.24；95%CI 1.01-1.50），NSAIDs（オッズ比1.21；95%CI 1.01-1.44）が挙げられます[6)]．

FRIDsと大腿骨近位部骨折に直接関連があるとする報告もあります．スウェーデンで行われた75歳以上の38,407人を対象にしたコホート研究[7)]では，オピオイド（オッズ比1.56；95%CI 1.34-1.82），ドーパミン作動薬（オッズ比1.78；95%CI 1.24-2.55），リチウム以外の抗精神病薬（オッズ比1.31；95%CI 0.98-1.75），抗不安薬（オッズ比1.31；95%CI 1.11-1.54），睡眠薬．鎮静薬（オッズ比1.31；95%CI 1.13-1.52），抗うつ薬（オッズ比1.66；95%CI 1.42-1.95）が大腿骨近位部骨折の危険因子とされてます．

薬剤以外にも住環境に注目し，たとえば床材はどのようなものか，履き物は何か，患者の動線はどうかなどを確認し，改善することも有用です．

TIPS

- **転倒後には，歩行の可否によらず大腿骨頸部骨折を念頭に置こう！**
- **転倒や頸部骨折予防の視点から薬剤処方や住環境を見直そう！**

文献

1) 仲田和正：こんな時どうする？　膝・肩・腰 CASE8 大腿骨近位部骨折（大腿骨頸部骨折，大腿骨転子部骨折）．日本医事新報（4568）：37-41，2011
2) 古屋　聡：整形内科に必要な知識と技能在宅医療における小技，工夫，注意点．治療 **97**：632-637，2015
3) 日本整形外科学会，日本骨折治療学会（監）：大腿骨頚部/転子部骨折診療ガイドライン，第２版，南江堂，東京，2011
4) Reiman MP et al：Diagnostic accuracy of clinical tests of the hip：a systematic review with meta-analysis. Br J Sports Med **47**：893-902, 2013
5) Adams SL et al：Clinical use of the patellar-pubic percussion sign in hip trauma. Am J Emerg Med **15**：174, 1997
6) Woolcott JC et al：Meta-analysis of the impact of 9 medication classes on falls in elderly persons. Arch Intern Med **169**：1952-1960, 2009
7) Thorell K et al：Is use of fall risk-increasing drugs in an elderly population associated with an increased risk of hip fracture, after adjustment for multimorbidity level：a cohort study. BMC Geriatr **14**：131, 2014

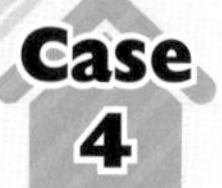

Case 4 その咳，本当に“かぜ”のせい？

80歳代女性

高齢虚弱，高血圧，変形性膝関節症などのみられる独居女性への訪問診療を行っていた．ある訪問時に，「最近，かぜ気味で咳がでるのよね．何かお薬もらえませんか？」との訴えがあった．

アセスメント

問診上は，発熱もなく，食欲もあるとのことであった．本人が言うように感冒による咳であると考え鎮咳薬を処方した．その後も，訪問時に時々同様の訴えがあり，同じ薬を処方していた．「歳をとるとかぜをひきやすくなるのね」と本人は言っていた．

その後の経過

カンファレンスでそのことをプレゼンテーションしたところ，上級医から「咳は水分・食事摂取との関連はない？」「嚥下機能のチェックはした？」と指摘された．次の訪問で詳細に問診したところ，咳は食後に多く，食事や水分でむせることもあるとのことであった．また，水を飲んでもらったところ，頸部聴診で湿性音を聴取した．

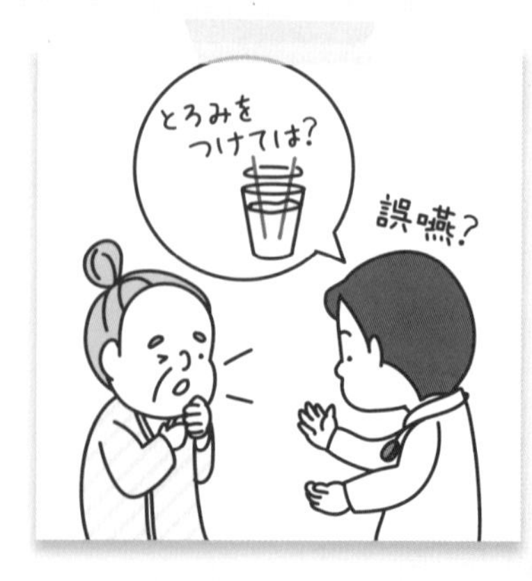

嚥下機能低下に伴い，軽度の誤嚥を繰り返していた可能性が高いと考えられた．水分にとろみをつけるよう指導し，食形態に関しても訪問栄養指導で調整を行ったところ，それ以後，咳の症状を認めることはなかった．

A ここが落とし穴！

この事例では，慢性的な誤嚥により咳嗽のエピソードを繰り返していたものの，それを患者自身が“かぜ”と表現していたため見逃していました．

“かぜ”は病名のようでもありますが，主訴にもなりえるものであり，まず上気道由来の症状（咳症状，鼻症状，喉症状）があるかどうかを確認し，肺炎・副鼻腔炎・喉頭蓋炎・心不全などを除外することが重要です[1]．この事例では咳以外の上気道症状を認めていない点や，慢性的に繰り返している点から“かぜ症候群”の可能性は低く，他の原因を考慮すべきであったと考えられます．

虚弱高齢者が“かぜ”や“咳”を訴えた場合，“誤嚥”が原因であることをしばしば経験します．文献的にも，**高齢者の咳の原因として誤嚥を考慮するべき**であるとの指摘もあります[2,3]．1日で改善するような発熱を認める場合も，軽度の誤嚥を起こし，それが自然軽快したものと考えられる事例が存在します．“かぜ”や“咳”などの症状を虚弱高齢者が訴えた場合には，“誤嚥”も念頭に診療を行うとよいでしょう．

POINT

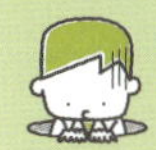

- **患者が“かぜ”と訴えたことを疑わずに，本当に“かぜ”であるかを慎重に判断しなかった．**

B よりよい在宅医療のための Next Step

“かぜ”の訴えがあった場合には，まずは早期の治療介入が必要な疾患の除外が必要です．在宅医療のセッティングでは問診や診察所見から，早期の治療が必要な病態の可能性について判断することが重要です．診断そのものにこだわるのではなく，あくまでこれ以上の精査が必要かどうか，病院への紹介が必要かどうかの判断を行うことが中心となります．

ここでは，早期の治療が必要な疾患の可能性が低いと判断した場合に，

“誤嚥”が原因でないかをどのように判断するかについて述べていきたいと思います.

❶ 問診・一般的診察のポイント

食事の際のむせや咳などを本人はあまり自覚していないこともあり，独居などで食事の様子を見ている人がいない場合，特に注意が必要です．本人からの訴えがなくても，**症状と水分・食事摂取との関連やむせの状況などを聴取**する必要があるでしょう.

一般的な診察では，口腔内のチェックや呼吸音の聴取を必ず行います．また認知機能・身体機能の低下の有無について必要に応じて診察し評価を行うとよいでしょう.

❷ 嚥下機能を評価する

簡易的な嚥下機能評価として，**反復唾液嚥下テスト（RSST），水飲みテスト（WST），食物テスト（FT）**などがあります（表1）．「嚥下障害診療ガイドライン」[4]では，このうち水飲みテストが最も信頼性が高いとして推奨されています．また，より正確に判断するために，水飲みテストに頸部聴診法・酸素飽和度測定を併用することが勧められています[3].

❸ 経口摂取における環境的な要因も考慮する

前述のような検査は嚥下機能そのものを判断するには適していると思いますが，在宅医療の現場では，環境要因でより誤嚥を起こしやすくなっていることがあります．つまり，簡易的な嚥下機能はあまり問題なくても，経口摂取時の姿勢や介助方法・経口摂取のスピード・食形態の問題などで誤嚥を起こしている場合です．そのため，筆者はできるだけ，**いつもと同様の状況で水分や食物を摂取してもらう**ようにしています．実際には物理的に難しいこともありますが，誤嚥が疑われる場合に食事の時間に合わせて訪問することも一つの方法です.

❹ “誤嚥”があると判断したら…？

嚥下機能や経口摂取における環境の評価を行ったうえで，“誤嚥”があると判断した場合には実際に介入方法を考慮していく必要があります．介入方法に関しては，**代償的アプローチ**（誤嚥のリスクを減らすための工夫で，

表1 簡易的な嚥下機能の評価

	方法	評価
反復唾液嚥下テスト（Repetitive Saliva Swallowing Test：RSST）	口腔内を水または氷水で少し湿らせた後，空嚥下を指示して嚥下運動が可能かどうかを観察．次に空嚥下を反復するように指示し，30 秒間に何回の嚥下運動ができるかを数える	30 秒間に 2 回以下を異常と判定する
水飲みテスト（Water Swallowing Test：WST）	**30 mL 水飲みテスト：** 常温の水 30 mL を注いだグラスを椅坐位の状態にある患者に渡し，「この水をいつものように飲んでください」と言う．水を飲み終わるまでの時間を測定し，右記のプロフィール，エピソードを観察する	**プロフィール：** ①1 回でむせることなく飲むことができる ②2 回以上に分けるが，むせることなく飲むことができる ③1 回で飲むことができるが，むせることがある ④2 回以上で飲むにもかかわらず，むせることがある ⑤むせることがしばしばで，全量飲むことが困難である **エピソード：** すするような飲み方，含むような飲み方，口唇からの水の流出，むせながらも無理に動作を続けようとする傾向，注意深い飲み方など プロフィール①で 5 秒以内⇒正常範囲 プロフィール①で 5 秒以上，プロフィール②⇒疑い プロフィール③～⑤⇒異常

（次ページに続く）

	改訂水飲みテスト： 冷水3 mLを口腔前庭に注ぎ，嚥下してもらう．右記の判定基準で4点以上なら最大2試行（合計3回）を繰り返し，最も悪い場合を評価として記載．嚥下障害が高度と予想される場合に使用	1点：嚥下なし・むせる，および/または呼吸切迫 2点：嚥下あり・呼吸切迫(silent aspirationの疑い) 3点：嚥下あり・呼吸良好・むせる，および/または湿性嗄声 4点：嚥下あり・呼吸良好・むせない 5点：4点の各項に加え，追加嚥下運動が30秒以内に2回可能 カットオフ値は3点
食物テスト(Food Test：FT)	少量の食物を嚥下させて，嚥下状況や誤嚥の有無を判定する．嚥下しやすいティースプーン1杯（3～4 g)のプリンなどを用いることが一般的	1点：嚥下なし・むせる，および/または呼吸切迫 2点：嚥下あり・呼吸切迫(silent aspirationの疑い) 3点：嚥下あり・呼吸良好・むせる，および/または湿性嗄声，および/または口腔内残留 4点：嚥下あり・呼吸良好・むせない・口腔残留ほぼなし 5点：4点の各項に加え，追加嚥下運動が30秒以内に2回可能 カットオフ値は3点

嚥下時の姿勢や食形態の調整・選択が代表的な方法）と**治療的アプローチ**（嚥下機能の補強・改善を目指した訓練）の2つに大別されます．

在宅医療では，慢性的な経過や進行性の病態であることが多いため，代償的アプローチが中心となることが多いかとは思います．代償的アプローチに際しては多職種でのアプローチが望ましく，訪問リハビリテーション（言語聴覚士）や栄養士，歯科医師などと連携していくことが望ましいでしょう．しかし，実際には地域のリソースによって多職種での介入が困難であることもあるでしょう．その場合には，アセスメントを行ったうえで，医師や訪問看護師が直接指導をしなくてはなりませんが，時間的な制約もあるためポイントを絞った指導を行う必要があります．たとえば，水分のとろみのつけ方などの簡単な資料を用意したり，ユニバーサルデザインフードと呼ばれる介護食品の利用を勧めることは，食形態のイメージを掴んでもらうにはよいと思います．

治療的アプローチに関しては，言語聴覚士を中心とした関わりとなりますが，これも地域によってはリソースの面で困難な場合もあるでしょう．医師が頭部挙上訓練（両肩をつけたままつま先を見るように頭部を挙げる運動で，各1分間の保持と休憩を繰り返す）など比較的平易に行える方法を理解し，患者に指導するのもよいでしょう．

TIPS

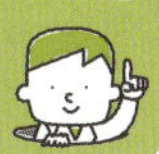

- **虚弱高齢者が“かぜ”を訴えた場合には，“誤嚥”の要素も考慮して評価しよう！**
- **“誤嚥”があると判断したら，患者個々に応じた介入方法を検討しよう！**

文献

1）岸田直樹：初診の診かた，上気道症状．総合診療 **26**：651-655，2016
2）Teramoto S et al：Significance of chronic cough as defence mechanism or symptom in elderly patients with aspiration and aspiration pneumonia. Eur Respir J **25**：210-211, 2005
3）海老原　覚：むせを伴う咳を見た際には？　総合診療 **25**：462-465，2015
4）日本耳鼻咽喉科学会（編）：嚥下障害診療ガイドライン，金原出版，東京，2012

Case 5 看取りが近いので服用をやめたら…

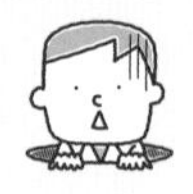

90歳代女性

認知症で5年前から月2回の訪問診療を行っている．長男夫婦と3人暮らしをしているが，長男は日中仕事で不在であり，本人は週3回のデイサービスを利用している．この数ヵ月間は徐々に食事量が低下し，寝ている時間も長くなってきた．老衰の経過をたどっていると判断し，お別れの時期が近いことを家族へ説明したところ，長男夫婦も「人はいつかそういう時期が来ますものね」と理解を示していた．

アセスメント

いよいよ内服もできなくなってきたため，薬も飲まなくてよいことを伝え，内服を中止した．

その後の経過

内服を中止した翌日から，再び食事摂取量が増し，元気になってきた．実は半年前に昼夜逆転や暴言・暴力などの症状が強くなった時期があり，その頃から抗精神病薬の内服を開始していた．その内服ができなくなった後から，意識がよくなり活気が戻ってきた．薬剤による症状だったと考えた．

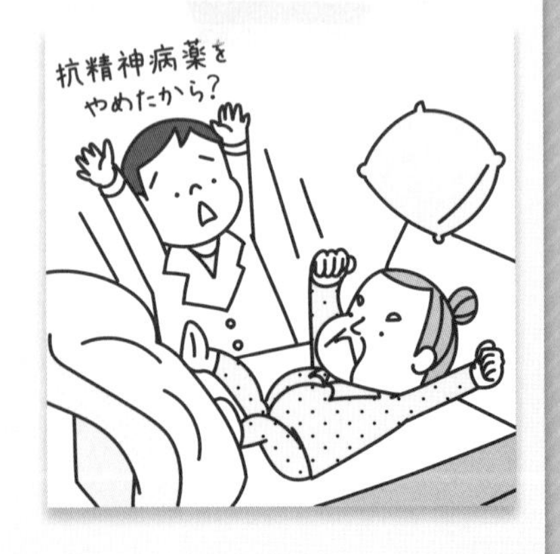

その後，再び半年前と同じような状態に近くなったため，薬剤の内容と量の調整をしたところ，状態も落ち着き，ショートステイなどの介護サービスを利用しながら，3人暮らしを継続している．

A ここが落とし穴！

認知症患者のすべてが，暴言・暴力・徘徊などの BPSD（behavioral psychological symptoms of dementia）を呈するとは限りませんが，環境要因や心理的要因が重なり，それらが出現することが多くみられます．BPSD は患者本人にとって一番つらい症状であるとともに，介護者にとってもつらい症状となります．BPSD への対応は，まず非薬物療法が大切ですが，**在宅医療の現場では薬物療法に頼らざるを得ないことがあります**．介護者にとっては，BPSD が安定しないと在宅療養を継続することが困難になってしまうからです．

POINT

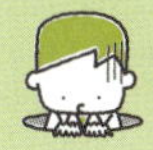

◎**食事量低下と睡眠時間延長より老衰の経過を診断したが，家族のために使用し始めた抗精神病薬が原因だった．**

B よりよい在宅医療のための Next Step

❶ 高齢者の薬物動態は何が違うのか？

高齢者は加齢に伴い内臓機能，特に肝・腎機能が低下するため（表 1），その薬物動態への影響を考慮して，以下のようなことに注意して薬物療法を行わねばなりません．

①細胞内水分の減少，脂肪量の増加，血清アルブミン低下による薬剤蛋白結合率の低下などから，薬物血中濃度が上昇することがある．
②薬物代謝が遅延し，薬剤血中濃度が上昇することがある．
③薬物排泄が低下し，薬剤血中濃度が上昇することがある．
④薬剤感受性が変化し，同じ血中濃度であっても作用が強くなったり弱くなったりする．

表1 高齢者の薬物動態

薬物分布	・細胞内水分の減少 ・脂肪量の増加 ・血清アルブミンの低下 ⇒薬物血中濃度上昇
薬物代謝	・肝代謝系の薬剤で薬物血中濃度上昇
薬物排泄	・腎代謝系の薬剤で薬物血中濃度上昇
薬力学	・薬剤感受性が変化する ⇒同じ血中濃度でも作用が強くも弱くもなる

（文献7を参考に作成）

表1のように高齢者の薬物療法では，薬効が強くなったり，通常用量でも過量投与になったりすることに注意しなければなりません[1]．

そのため，**高齢者ではこれら薬物動態を念頭に置き，薬物療法を行う必要があります**．初期投与量を若年者と比較し半量程度から開始したり，長期にわたって服用している薬物の投与量・投与回数を定期的に評価する必要があります．

以上を理解することで，薬物有害事象を減らすことができ，この事例のような薬剤による症状を見逃す可能性を低くすることができるでしょう．

❷ BPSDに対する薬物療法で注意すること

BPSDに対する薬物療法（抗精神病薬の投与）を実施する際は，リスクとベネフィットを慎重に検討し，安全性への配慮が必要です．

抗精神病薬は，古くから使用されてきた定型抗精神病薬と，比較的新しい非定型抗精神病薬に大別されます．

精神病症状や興奮，攻撃性などのBPSDに対しては，非定型抗精神病薬(リスペリドン，オランザピン，クエチアピン，アリピプラゾール，ペロスピロンなど)の効果が報告されていますが[2]，その効果の程度は大きくなく，また効果を否定する報告もみられます[3]．さらに，BPSDに対して非定型抗精神病薬を使用することにより錐体外路症状，傾眠，尿路系合併症が生じるリスクも知られています[4].

以上から，この事例のようにBPSDに非定型抗精神病薬を使用する場合，必要最低用量かつ，できる限り短期間の使用にとどめるべきであるといえます.

また一方で，漢方薬の抑肝散は認知症患者の興奮，攻撃性，幻覚，妄想などへの効果を認め，抗コリン症状や錐体外路症状がみられない[5]ことから，BPSDに対して比較的使用しやすい薬物といえるでしょう．しかし，**BPSDに対しては，対応の工夫，環境調整，介護保険を介したサービスの活用など非薬物療法をまず行う**ことを忘れないようにしましょう.

❸ 老衰の経過を理解する

超高齢者に特徴的な死因の一つである"老衰"の重要性は在宅医療において増してくると考えられますが，"老衰"の医学的概念が曖昧であり，その診断基準は存在しません．多くの医師は，年齢的な目安と患者との継続的な関わりのなかで，緩徐な状態低下が"老衰"の重要な経過であると考えています[6]．また，**最も身近でケアを行う立場にある家族の"老衰"への納得や理解，肯定感を重視する**ことは"老衰"の臨床においては重要なことであると考えられます．さらには，死亡後の家族の自責感を考慮して"老衰"と診断することは，そのこと自体が家族ケアにつながるものであると思われます[6].

今回の事例では，"老衰"に矛盾しない経過でしたが，患者にとって病気の診断をつけることの意義は少ないと考えられたとしても，薬剤性などの治療可能なものを見逃すピットフォールに気をつけねばなりません.

TIPS

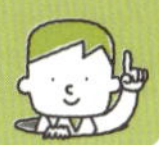

- **高齢者の薬剤使用は，まず適応を考慮し，必要最低限の量で対応しよう！**
- **状態変化が生じた場合は，必ず薬剤の影響がないかを振り返って考えることが重要です！**

文献

1) 上野光一ほか：病態生理からアプローチした薬物療法：高齢者と薬物療法(上)．ファーマシストぷらす **8**：4-9，2010
2) Sohneider LS et al：Efficacy and adverse effects of atypical antipsychotics for dementia：meta-analysis of randomized, placebo-controlled trials. Am J Geriatr Psychiatry **14**：191-210, 2006
3) Yury CA et al：Meta-analysis of the effectiveness of atypical antipsychotics for the treatment of behavioural problems in persons with dementia. Psychother Psychosom **76**：213-218, 2007
4) Maher AR et al：Efficacy and comparative effectiveness of atypical antipsychotic medications for off-label uses in adults：a systematic review and meta-analysis. JAMA **306**：1359-1369, 2011
5) Matsuda Y et al：Yokukansan in the treatment of behavioral and psychological symptoms of dementia：a systematic review and meta-analysis of randomized controlled trials. Hum Psychopharmacol **28**：80-86, 2013
6) 今永光彦ほか：「老衰死」の地域差を生み出す要因—2005年の都道府県別老衰死亡率と医療・社会的指標との関連．厚生の指標 **59**：1-6，2012
7) 日本老年医学会ほか（編）：高齢者の薬物療法ガイドライン2015，メジカルビュー社，東京，p13，2015

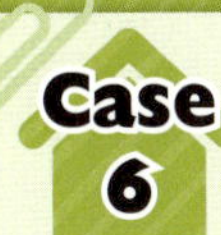

Case 6 肺炎だと思ったが，実は…！

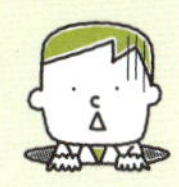

70 歳代男性

大脳皮質基底核変性症で気管切開，胃瘻，人工呼吸器によるケアを受けている患者．4 年前に病院を退院し，訪問診療を行っている．肺炎で入院加療の既往がある．

ある日，嘔吐，咳，痰の色が濃いなどの訴えが家族からあり，レボフロキサシンを内服したが改善しなかった．血痰があり訪問したところ，普段は自発呼吸がない患者が咳をしていた．2 週間後の夜，咳がひどいため往診したところ，聴診では呼気に唸るような乾性ラ音が右肺で聴取された．酸素飽和度は 98%，発熱はなく血圧も著変はないが，脈は毎分 90 台と普段より速かった．

アセスメント

右肺の肺炎を疑い，点滴抗菌薬（セフトリアキソン 1 g）を開始した．

その後の経過

翌朝，呼吸状態がおかしいということで往診したところ，右肺呼吸音は減弱し，カフを越えて呼気時に口からエアが漏れている状態で，バッグを押すと肺が硬く換気困難だった．いつもの状態と違うと判断し，精査目的で病院へ紹介入院となった．

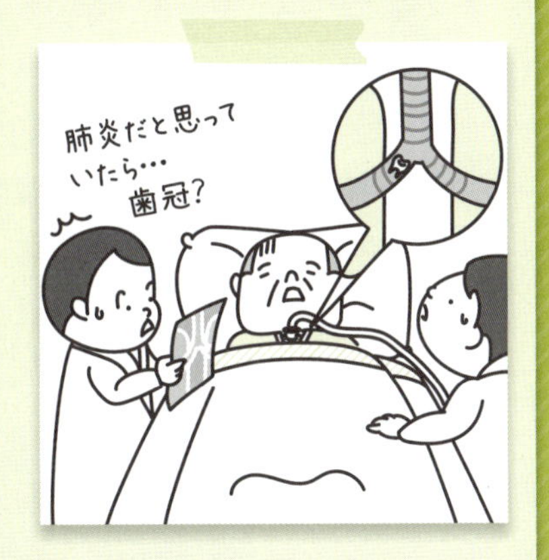

胸部 X 線で右主気管支に金属製の異物が確認（図 1～3）され，気管支内視鏡により除去することができた．異物は患者本人の歯冠であった．無気肺部分は肺炎になっていたが，抗菌薬で軽快し，退院となった．

図1 胸部X線像

A：右肺門部にX線非透過性の異物を確認，B：A図の拡大像.

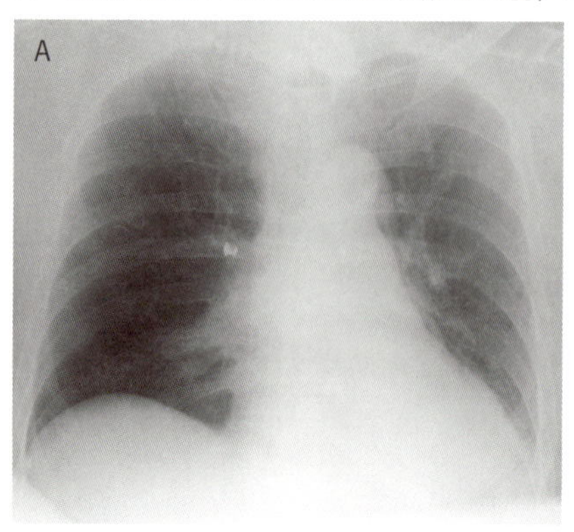

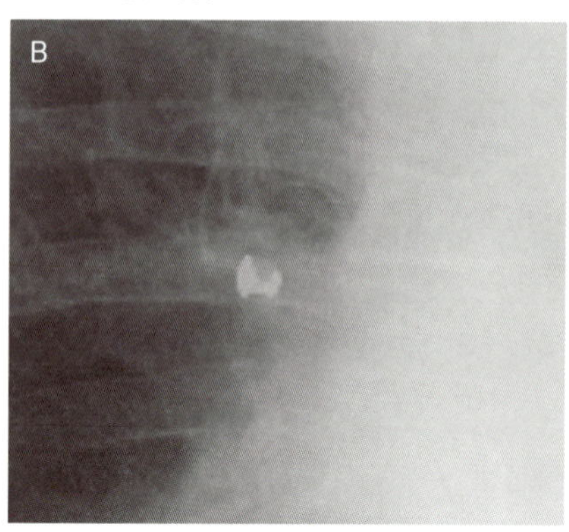

図2 胸部CT像

右主気管支部分に異物（矢印）を確認.

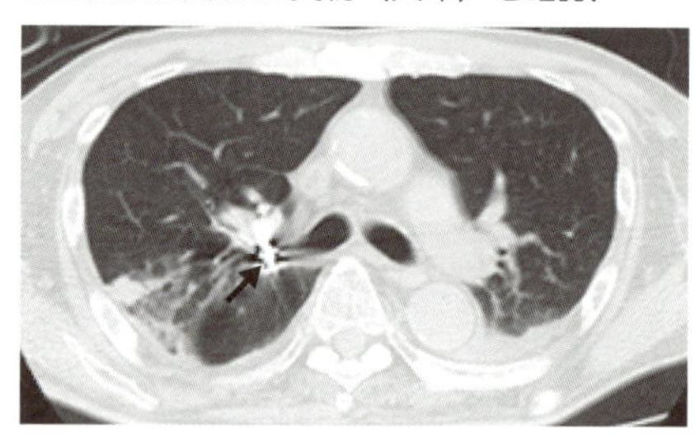

図3 胸部CT像（冠状断）

右主気管支部分に異物（矢印）を確認.

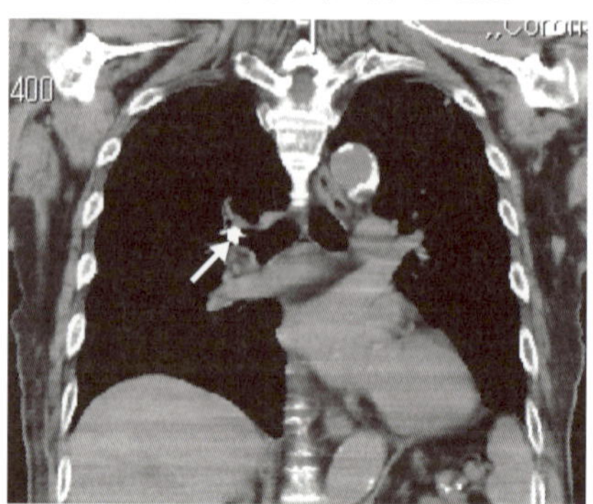

A ここが落とし穴！

❶ 先入観による見落とし

今回の事例では，経口摂取をしていない胃瘻の高齢者で，気管切開，カフ付き気管カニューレから人工呼吸管理をしていることから，異物はないだろうという先入観がありました．しかし，振り返ってみると，嘔吐，咳，血痰，呼吸音，気道内圧上昇（30 cmH_2O 近くまで上昇），頻脈など，物理的な狭窄や閉塞を示唆する所見がいくつかあったのです．

気道異物は，幼少期と高齢者に多くみられ，X 線透過性のものとしてはピーナッツ，豆類などの食事片が多く，X 線非透過性のものとしては義歯（歯冠を含む）が多いと言われています[1]．一般には，気道異物の診断に際しては，誤嚥のエピソードを把握すること，聴診，そして胸部単純 X 線所見が役立つと考えられます．この事例では，誤嚥のエピソードは明らかでなく，在宅医療では胸部 X 線像を撮影することもできないため，**聴診，咳，血痰，気道内圧上昇から異物を疑うべきでした．**

気道異物は，通常は内視鏡的摘出が適応となりますが，内視鏡的摘出が気管の損傷をもたらす場合や，長期滞留により肉芽形成が進み，気管からの剥離，摘出が困難な場合は，開胸下に摘出しなければならないことがあります[2]．この事例の場合，滞留していた明確な期間は不明ですが，単一歯の歯冠だったこともあり，幸い内視鏡下に摘出することができました．

❷ おかしいと感じたら…？

今回の事例の男性は，意思疎通が困難な寝たきり患者です．歯から外れ，咽頭から喉頭を経てカフ上部の気管に達していた歯冠が，カフと気管の間をすり抜けたか，気管カニューレの交換の際に下に落ち込んだ可能性があります．1 日に 3 度の経管栄養の注入時はベッドをギャッジアップするので，重力によって歯冠が気管支に到達したものと考えられます．

その後，この事例では歯科を受診し，他にもぐらついていた歯の処置を受けることとなりました．

意思疎通が困難な患者が普段はしない咳をして訴えていたにもかかわらず，気管切開を受け人工呼吸器を装着し，肺炎の既往があることから通常の人工呼吸関連肺炎と考えて在宅での治療を始めてしまったこと，また異物が気管支に進むまでの苦しさなどを考えると，もっと早く病院へ紹介すればよかったと思います．異物は除去しない限り治癒し難いのですから….

POINT

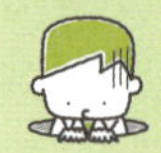

◎寝たきりで経口摂取をしない人工呼吸器をつけた患者の呼吸困難の原因として，義歯（歯冠）を疑うことができず，診断と治療が遅れてしまった．

B よりよい在宅医療のための Next Step

❶ 口腔内の観察と，適切な歯科処置を

在宅患者では，**普段から口腔ケアをしておきましょう**．口腔ケアを日常的に行う際，口腔内を診て，ぐらついている歯や歯冠などがあれば，歯科を受診して処置してもらうか，訪問歯科診療の依頼をしましょう．肺炎予防や異物となる可能性のある義歯（歯冠）の早期発見につながります．

❷ 寝たきり・胃瘻・人工呼吸器装着例であっても異物誤嚥はありえる

寝たきりで普段嚥下をしない患者であっても，異物誤嚥はありえます．また，気管カニューレが挿入され人工呼吸管理の患者であっても，異物が気道に入ることはありえます．異物を誰かが口に入れることがなくても，患者の口腔内に歯や義歯がある限り，それらは異物になりえるのです．また，自発呼吸がほとんどなくても，陽圧呼吸，重力により気管から気管支まで異物が入ることもありえます．余分な先入観を持たないことです．

❸ “何かいつもと違う（Not doing well）”に敏感に

今回，家族は「何か様子が違う」と思っていました．すでに肺炎の既往がありましたが，「そのときと何か違う」と医師，訪問看護師に話していました．筆者らも，右肺の呼吸音が減弱していることから無気肺と肺炎を疑っていましたが，熱もなく全身状態も悪くなかったので，在宅で治療できるほうがよいと考えていました．しかし，身体所見だけでなく，血痰や普段はしな

い咳から，気道が物理的に傷害されていることを認識するべきでした．最終的には，往診して聴診し，バッグで加圧したところで異常を感じ，病院受診となりました．

いつもと何か違うことを“Not doing well”と言います．**いつも介護をしている家族から何かいつもと違うと訴えがあったら黄色信号です．**疑問を持ち，真剣に原因を検索しましょう．

TIPS

- **寝たきりで気管切開，人工呼吸器，胃瘻を施された患者であっても，歯や歯冠による気管異物はありえる！**
- **肺炎のようだが，身体所見や，血痰，咳がひどい，肺が硬いなど“いつもと何か違う（Not doing well）”というときには，異物を考えて診断ができる医療機関へできるだけ早く紹介しよう！**

文献

1）岩田重信ほか：最近 10 年間の食道・気管・気管支異物東海地区 7 大学耳鼻咽喉科教室の統計．日気食会報 47：510-525，1996
2）楠本英則ほか：開胸下に摘出した気管支異物の 1 例．日臨外会誌 72：2520-2523，2011

Case 7 食べられなくなった理由は…

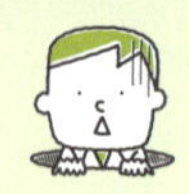

70歳代男性

前立腺がんの終末期で在宅緩和ケアを行っていた．全身骨転移を伴い，余命数ヵ月と考えられたが，自宅内でのADLは概ね自立していた．骨転移に伴う疼痛が増強し，経口摂取量の減少も認められたため，疼痛管理のためフェンタニルパッチの投与量を増量し，経口ステロイド（ベタメタゾン；リンデロン® 4 mg/日）を開始した．疼痛は改善し，食事を再び食べられるようになり，患者も喜んでいた．それから3週間ほど経った頃，訪問看護師から電話連絡があり，「数日前から食事が摂れなくなってしまっている．いよいよお別れの時期が近くなっているのかもしれない」との報告を受けた．

アセスメント

前立腺がんの終末期であり，悪液質が進行してきていると考えた．3週間前に経口ステロイドを導入したため経口摂取状況の改善は認められていたものの，経口摂取はできない時期にさしかかっているのだろうと考えながら緊急往診を行った．

その後の経過

普段よりもぐったりとしている患者を診察し，「確かに看護師が言うように，お看取りが近づいているのかもしれない．その旨を本人，家族にもうまく伝えなければ」とも考えたが，本人から「なんだか口の中に違和感があるんですよね」との訴えがあったため，口の中を診察したところ，口腔粘膜にびまん性の白色付着物を認めた．

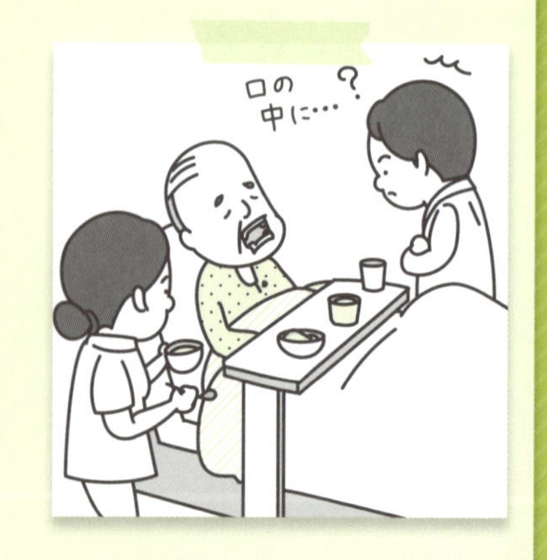

口腔内カンジダ症と診断し，経口用ミコナゾール（フロリードゲル®）を処方し，1日4回の口腔内含嗽を行ったところ，数日後には口腔内違和感の症状は消失し，再び食事が食べられるようになった．その後2ヵ月ほどの間，亡くなる数日前まで概ね小康状態を保ち，経口摂取を続けることができた．

A ここが落とし穴！

❶ 経口摂取低下の原因は何か？

食事は，在宅療養生活のQOL（quality of life）や全身状態に大きく影響します．がんの終末期において食事が摂れなくなる原因のうち，改善が見込めるものとそうでないものをしっかりと見極めたうえで対応していくことが重要です．

今回の事例は，**担がん状態に加え全身ステロイド投与を行っているなかで生じた免疫抑制状態があり，それをベースに発症した口腔内カンジダ症と，それに伴う口腔内違和感から生じた食思不振を，悪液質進行による経口摂取低下と誤診しそうになった**例です．

悪液質の進行に伴う経口摂取低下に対して，ステロイド経口投与が著効することはしばしば経験されますが，一般的には数週で効果が消失し，経口摂取が困難となり死亡に至るという経過をとることが多いため，ステロイド開始後に再度経口摂取困難が生じた時点で，いよいよ看取りが近いと考えてしまいがちです．

その一方で，口腔内カンジダ症はがん患者，特に終末期で悪液質による食思不振を改善する目的などで全身ステロイド投与を開始した後にはよくみられる病態です．口腔粘膜に白色付着物がみられ，口腔のみならず，食道カンジダ症を併発している場合には食道の痛みや違和感も伴うため経口摂取低下の原因となります．抗真菌薬の口腔内ゲル製剤（ミコナゾール）などの投与により良好な治癒が期待できます．

仮に，口腔内カンジダ症を見逃してそのまま看取り対応へと舵を切った場合，在宅療養での QOL を大きく下げてしまっていた可能性があり，生命予後という観点からみても 2 ヵ月の短縮が生じていたと考えられます．

POINT

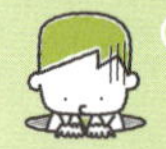

◎口腔内カンジダ症により生じた食思不振を，悪液質の進行によるものと誤診しそうになった．

B よりよい在宅医療のための Next Step

❶ フィジカルアセスメントを含めた情報を収集・整理する

がん終末期の在宅医療の診察において，毎回全身の身体診察を行うのは非現実的ですし，患者の苦痛につながりかねないため避けなければいけませんが，**丁寧に患者の症状を聴取することで，必要な身体診察を絞り込むことは不可欠です．**口腔内も含めた身体診察を行えば口腔内カンジダ症の診断は容易です．また，この事例では訪問看護師による「看取りが近いかもしれない」とのアセスメントがバイアスとして作用していた可能性も否定できません．在宅医療において多職種協働が重要であることはいうまでもありませんが，そこで**共有される情報がバイアスとなりうることに留意する**必要があるでしょう．

❷ “食べられない” の鑑別診断を繰り返し行う

がん終末期における食思不振には，がんの病型や病期に応じてさまざまな原因が存在しますが，経過中に時には複数回訪れる**“食べられない” という病態を，その都度アセスメントしていくこと**が必要になります（表 1）[1]．一度原因となったものが次回の食思不振の原因となるとは限らないため，その時々の状況を判断しながら鑑別診断を行うことが大切です．

表1 在宅緩和ケアでよくみられる，がん終末期の経口摂取不良の原因

がんによる直接的影響	・腫瘍による通過障害 ・がん性腹膜炎 ・悪液質 ・がん性疼痛 ・脳転移・脳腫瘍に伴う嚥下障害
治療による影響	・外科手術や放射線治療による局所的機能障害 ・全身化学療法の副作用
口腔内の問題	・口腔内カンジダ症 ・義歯不適合 ・口内炎 ・口腔内不衛生
電解質異常	・高カルシウム血症 ・低ナトリウム血症
精神的要因	・抑うつ ・スピリチュアルペイン

（文献 1 を参考に作成）

TIPS

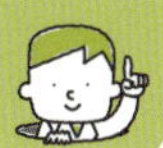

- **がん終末期の食思不振に対しステロイドを開始した後に，再度の経口摂取低下をみたら，口腔内カンジダ症を念頭に口腔内の診察を欠かさない！**

文献

1) Twycross RG ほか：トワイクロス先生のがん患者の症状マネジメント，第 2 版，武田文和（監訳），医学書院，東京，p72-73，79-82，2010

第2章 治療・処置

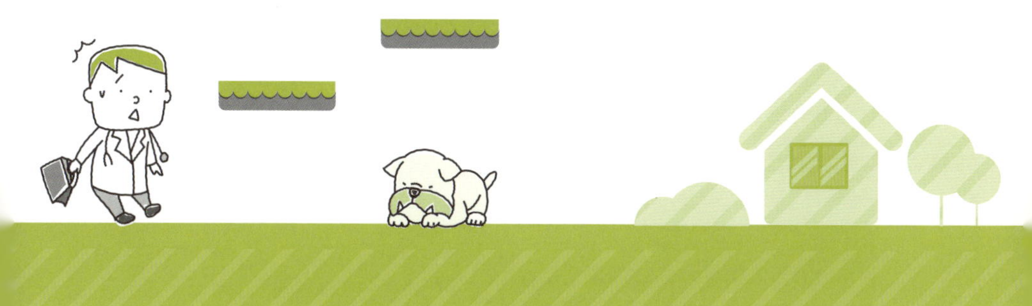

Case 8 手術の適応判断に年齢はどこまで大事？

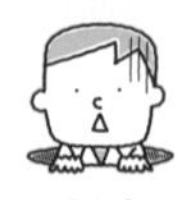

90歳代男性

大腸がん術後，完全房室ブロック（ペースメーカー挿入後），前立腺肥大症にて内服治療中だったが，認知機能障害はなく，自宅では特に不自由なく生活していた．しかし，最近は年齢に伴う筋力低下を認め，見守りなしでの通院は困難となり，月１回訪問診療を行っていた．

１年ほど前から時々左鼡径部の違和感を認めていた．２ヵ月くらい前より立位にて左鼡径部の腫脹を認め，シルバーカーにて歩行をする際などに違和感があり，訪問診療時に相談を受けることになった．

アセスメント

臥位でははっきりしないが，左鼡径部に立位で腫脹を認め，用手的に改善するため，左鼡径ヘルニアと診断した．

本人のほか，同居の90歳代の妻（年齢相当の認知機能障害を認め，下肢筋力低下にて車椅子生活），隣に住む娘に，根本的な治療は手術となること，治療をせず経過観察とした場合には嵌頓などのリスクがあることを説明した．

娘と相談のうえ，本人の意向をはっきりと確認しないままであったが，疼痛などの症状はなく，軽度の違和感のみであり，高齢であったため経過観察を選択した．

手術は…
心配。
手術を
したいです！
リスクは
あるけど…

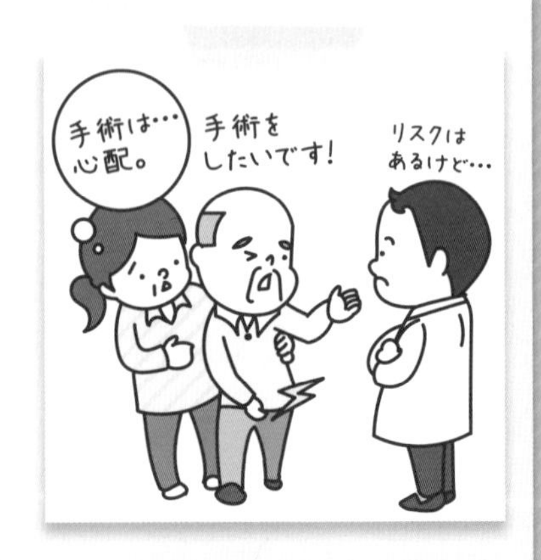

その後の経過

数ヵ月後の訪問診療日に，本人から歩行時に違和感があるので何とかしたいとの希望があった．リスクはあっても手術を希望したため，外科へ紹介し，手術を行うこととなった.
術後は鼡径部に違和感なく，快適にシルバーカー歩行を行っている．本人は“手術をして本当によかった”と満足をしている.

A ここが落とし穴！

❶ 高齢だから手術しない…？

高齢者には，多数の併存疾患，認知機能低下，栄養状態不良，免疫機能低下，術後の合併症・ADL 低下など，手術を行う障壁が多くみられます．また術後の合併症や，術後の ADL 低下などが起こると，寝たきりや認知機能低下につながる可能性があります．そのため，**医療者・家族は年齢を最大の理由に手術を行うことに対して消極的になりがちですが，“高齢”ということだけで手術を行えない理由にはなりません.**

手術適応を決める場合には，“本人の意欲”“認知機能”“家族の理解”“PS (performance status)”“高齢者総合的機能評価（comprehensive geriatric assessment：CGA)”“手術侵襲度”“術後合併症の頻度”を基に，リスク・ベネフィットを総合的に判断する必要があります．特に在宅患者では，社会的要因［家族関係（特に介護者の状態)，居住環境，経済状況］が重要となることがあります[1,2].

❷ 在宅患者の治療目標は何か

在宅患者では，本人の状態や介助者の問題から，精査や治療のために病院を受診することが困難であることも多くみられます．そのため，症状がひどく，予後に関わる疾患でないと，医療者は病院での精査に踏み切らないこともみられます．また患者本人も，年齢の影響とあきらめていたり，病院への付き添いや入院によって周囲に迷惑がかかるのではと本音を言い出さないこともあります．しかし，高齢者の場合，**高齢であるからこそ，長期予後よりも，現在の QOL（quality of life）が重視されてもよいと思います.**

POINT

◎本人の意向・QOL を軽視し，年齢を一番の理由に治療方針を家族と決めてしまった．

B よりよい在宅医療のための Next Step

❶ 患者の意向と心身状態・生活状況を把握する

高齢者は同年齢でも身体機能の個人差が大きいため，高齢者であることや，年齢の高さだけでは手術を行えない理由にはなりません．

最も重要なことは，**患者本人が自分の状態を理解したうえで，手術を希望する意向があるか**です．本人の状態の確認としては，**PS（performance status），高齢者総合的機能評価（CGA），既往歴，認知症の有無や程度，**などが必要です．また，在宅患者では特に家族などの援助が必要なことが多いため，**本人の意向に家族が賛同していること，家族関係（介助者の状態），住居環境などの本人を取り巻く状況**も重要な要素です．

また，高齢者の術後 ADL 低下の大部分が退院後に起こるとの報告もあり，退院後の家族などのサポート・環境も手術を成功させるうえで重要となります[3)]．

❷ 認知症の場合はどうするか…？

認知症症例では，十分な術前評価をして手術適応を決定すれば，せん妄・呼吸器合併症などの合併症頻度は非認知症症例と比較して上昇し在院期間が延長するものの，死亡例は増加しなかったとの報告もあります．認知症の場合，入院・手術・術後合併症を契機にして認知機能・ADL 低下がさらに進む可能性があるため，手術は困難と考えられてしまうことも多いでしょう．しかし，手術前後から積極的な精神症状対策などの術後合併症対策を行っていけば，ある程度の認知症があっても手術適応外とはなりません[4)]．

認知症があることで治療をあきらめるのではなく，より慎重に本人・家族の意向の確認，術前評価を行うことが重要です．

③ 在宅患者の QOL 改善を！

在宅患者は高齢であったり，現病などによって QOL が低下していることが多いです．しかし，手術を行うことで症状の改善・苦痛の軽減がもたらされ，快適な在宅生活を送ることができる可能性があります．

手術を行うことで苦痛・QOL の改善の望める疾患としては，**鼡径ヘルニア，巻き爪（陥入爪），粉瘤，脂肪腫，ばね指（弾発指），逆さまつげ（睫毛内反），白内障，**などがあります．それぞれの疾患は生命予後への影響は少ないですが，QOL に大きく関わることがあるため，本人の治療意欲があり，本人の状態，周辺の環境が整っていれば，紹介も含めて積極的に手術を考慮すべきです．

患者自身が年齢などを理由に症状改善をあきらめて，相談しないこともあるので，患者が困っていることを気軽に相談できる環境作りと，気になっていることを本人・家族から積極的に聞き出すことに努め，在宅でも常によりよい生活を目指すことが重要となります．

TIPS

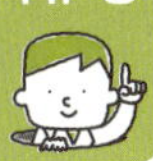

- **高齢者に手術を行うことに対しては，第一にリスクを考えがちであるが，高齢でも安全に手術が行えることも増えている！**
- **医療者は治療可能な状態の把握に努め，本人の意向・状態・状況をしっかりと確認しよう！**
- **本人・家族・医療者が同じ方向を向いて治療に取り組むことが重要！**

文献

1）日本老年医学会（編）：老年医学系統講義テキスト，西村書店，新潟，p184-187，2013
2）木村琢磨，松村真司（編）：頼れる主治医になるための高齢者診療のコツを各科専門医が教えます，羊土社，東京，p134-137，2015
3）長寿科学振興財団：認知症の予防と治療，長寿科学振興財団，愛知，p61-67，2007
4）深田伸二：認知症患者に対する手術適応と術後せん妄への対処法．外科 **76**：469-473，2014

その薬，他科からも出ていませんか？

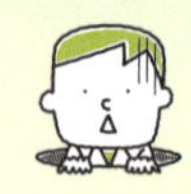

80歳代女性

脊柱管狭窄症および両側変形性膝関節症のため杖歩行をしている．認知症の夫と２人暮らしであり，夫と共に訪問診療に移行となった．訪問診療開始後も，約３ヵ月間隔で整形外科の外来受診を継続し，訪問診療では糖尿病や睡眠障害を中心に診療を行っていた．

定期訪問のある日に，「ここ最近，眠れなくなっている．夜中に，夫がトイレに行く音で何度も起きてしまう．睡眠できないと介護疲れがとれないので，以前の睡眠薬が欲しい」との訴えがあった．

アセスメント

医師は，以前から服用歴があるベンゾジアゼピン系睡眠薬を処方して「眠れない際には，自分で調整して１日１回内服してください」と説明した．

その後の経過

後日，訪問看護師より電話があり「昨日夜に自宅内で転倒し，尻餅をついた．睡眠薬をいつもより多く持っていて，自己判断で増量しているようだ」と報告がなされた．処方を確認したところ，整形外科からもベンゾジアゼピン系睡眠薬が処方されており，重複処方が判明した．整形外科外来には，患者は“お薬手帳”を持参しておらず，希望に応じて処方されたとのことであった．

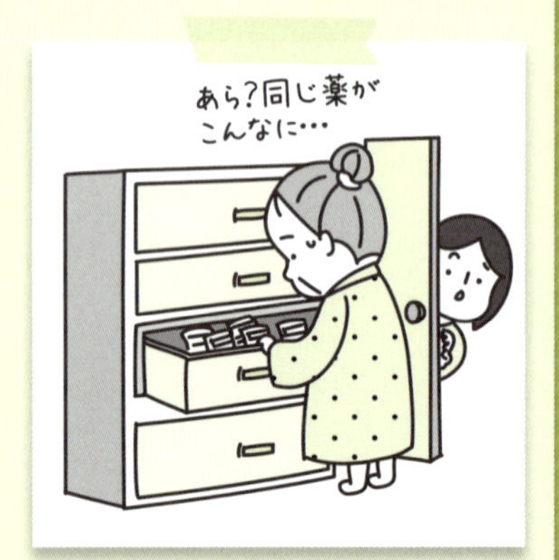

A ここが落とし穴！

❶ 重複処方は意外と多い

在宅医療における薬剤の重複は，薬剤管理上の問題の一つとして報告されており，決して少なくないのが現状です（図1）[1]．通常は，訪問診療に移行すると複数の診療科の処方も一元化される傾向にありますが，それでも処方の重複が起きてしまう原因として，**“併診している（特に外来受診を継続する他科からの処方）”“お薬手帳の確認なしでの処方”“後発品医薬品の同効薬の存在を見落しての処方（特にかかりつけ薬局がない場合）”**などが考えられます．

❷ 重複処方されやすい薬剤とは？

一般的に，重複処方されやすい薬としては，薬局におけるヒヤリ・ハット事例の分析では，**消化性潰瘍用剤，アレルギー用薬，解熱鎮痛消炎薬の順**で

図1 薬剤管理上の問題点

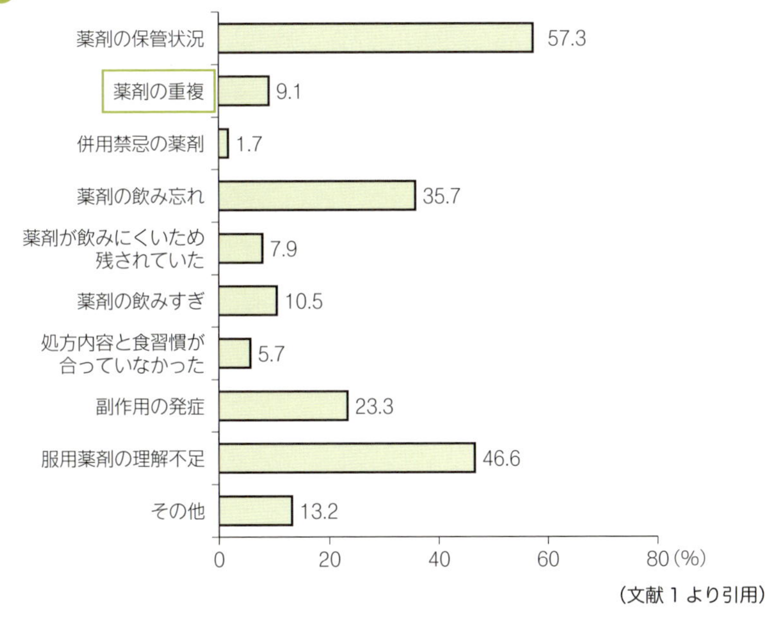

（文献1より引用）

あると報告されています[2]．また，向精神薬および同様の作用のあるエチゾラムやゾピクロン[注1]などの薬剤を対象にした調査では，高齢者に対するエチゾラムの重複処方が最も多く，内科医と整形外科からの重複処方が最も多いパターンであったと報告されています．さらには重複処方による薬剤過剰供給を契機に，この事例のような過量服薬などの乱用や依存のリスクが高まるとされています[3]．

これらの薬剤で重複処方が多いのは，どの科においても処方されやすい薬剤であることと，後発品医薬品が多く存在することが要因と考えられます．また，高齢者においては多疾患併存，多剤内服，多施設受診の傾向にあるため，より重複処方が起きやすい状況にあると言えます．訪問診療では，その点に十分留意して，重複処方に注意する必要があるでしょう．

POINT

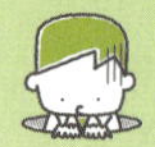

◎**睡眠薬の重複処方をベースに，患者の判断で増量がなされ，転倒が発生してしまった．**

B よりよい在宅医療のための Next Step

❶ かかりつけ薬局・薬剤師を持とう！

重複処方に対しては，できる限り未然に防ぐことと，起きた際には早期発見することが重要です．未然に防ぐ方法としては，**患者が通う薬局の一元化が推奨されており，複数ある処方箋の情報を統合することで重複処方が防ぎやすくなります．**また，薬局を一元化することで，薬物相互作用の確認や残薬解消なども円滑になり，在宅医療における**"かかりつけ薬局・薬剤師"**としてさまざまな役割（図2）[4]を担っていくことが期待されます．

お薬手帳は，重複処方を未然に防ぐ手段の一つではありますが，高齢者が薬局に持参しない事例や，複数のお薬手帳を所持している事例は珍しくな

注1：乱用や依存のリスクから，2016年9月よりエチゾラムおよびゾピクロンは第3種向精神薬に指定され，投与期間上限が30日と設定されています．

図2 かかりつけ薬局・薬剤師の役割

服薬情報の一元的・継続的把握
- 副作用や効果の継続的な確認
- 多剤・重複処方や相互作用の防止
- ICT（電子版お薬手帳など）を活用
  - ・患者がかかるすべての医療機関の処方情報を把握
  - ・一般医薬品などを含めた服薬情報を一元的・継続的に把握し，薬学的管理・指導

24時間対応・在宅対応
- 夜間，休日，在宅医療への対応
  - ・24時間の対応
  - ・在宅患者への薬学的管理・服薬指導
  - ＊地域の薬局・地区薬剤師会との連携のほか，へきち等では，相談受付などにあたり地域包括支援センターなどとの連携も可能

医療機関との連携
- 疑義照会・処方提案
- 副作用・服薬状況のフィードバック
- 医薬品等に関する相談や健康相談への対応
- 医療情報連携ネットワークでの情報共有
- 医療機関への受診推奨

（文献4より引用）

く，重複処方を防ぐには限界があると言えます．現在，お薬手帳の電子化への取り組みが始まっており，早急な普及が望まれるところです．

❷ 多職種でのチェック

次に，重複処方が起きた際の早期発見についてですが，在宅要介護高齢者においては，自分が服用している薬剤の2.4％しか名前を知らず，用法用量についても自分が服用している全薬剤の66.0％しか知らないと報告されていて[5)]，重複処方に患者自らが気づくことは少ないと推測されます．また，在宅医療においては，入院患者のように服薬状況を常時見守ることが困難であるため，重大な有害事象が発生するまで重複処方をはじめとする服薬管理上の問題が発覚しにくい側面もあります．

そのため，重複処方などの服薬管理のトラブルが起きやすいと予測される患者（たとえば，認知機能低下，手段的ADL低下，コミュニケーション能力低下等がある患者など）に対しては，普段から医師・看護師・介護士などの多職種が患者の服薬状況にも気を配っておくことが重要です．

なかでも，**訪問時の残薬チェック**は在宅ならではのアプローチであり，重複処方や過量服薬を早期発見するには有効です．また，医師に話さなくても看護師や介護士にはふと漏らすことがあり，そこから発覚する事例も少なくありません．**患者の服薬状況に応じて多職種それぞれが協力的に関わり，情報共有と連携をしていく**ことが早期発見につながると考えられ，医師は

その情報をスムーズにキャッチできるように普段から多職種と良好な関係を作っておくことが大切でしょう.

TIPS

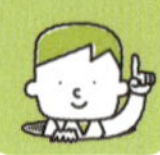

- **在宅医療では，重複処方などの種々の服薬管理上の問題が起きやすく，できる限り未然に防ぐための薬局の一元化と，早期発見するための多職種での体制整備が必要！**

文献

1) 日本薬剤師会：後期高齢者の服薬における問題と薬剤師の在宅患者訪問薬剤管理指導ならびに居宅療養管理指導の効果に関する調査研究報告書，2008
2) 日本医療機能評価機構：薬局ヒヤリ・ハット事例収集・分析事業，平成25年年報，2014
3) 嶋根卓也：地域薬剤師による向精神薬の重複処方の防止．日本アルコール・薬物医会雑誌 **47**：202-210，2012
4) 厚生労働省：患者のための薬局ビジョン，2015
5) 奥野純子，柳　久子：在宅要介護高齢者の薬剤知識と服薬コンプライアンス．病院薬学 **25**：274-280，1999

Case 10 COPDの管理はキッチリ！ だったけれど…

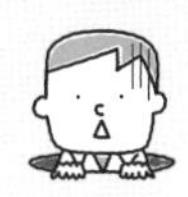

80歳代男性

重症のCOPD（慢性閉塞性肺疾患）で急性増悪を繰り返しており，数年前から訪問診療を行っていた．病院に通院中は急性増悪による救急搬送と入退院を繰り返し，1年間に3回以上入院することも珍しくなかった．訪問診療導入後も急性増悪を繰り返し，いったん発症すると急激に呼吸状態が悪化した．23価肺炎球菌ワクチンを5年ごとに接種していたが，急性増悪の半分以上で肺炎球菌感染の関与が疑われた．

アセスメント

急性増悪の予防を目指し，多職種で協力して吸入気管支拡張薬，吸入ステロイドの使用を徹底した．また，インフルエンザワクチンや23価肺炎球菌ワクチンに加え，13価肺炎球菌ワクチンを追加接種した．また早期の介入を目指し，本人・家族に急性増悪を疑う症状について説明し，少しでも疑わしいときはすぐに連絡していただくように助言した．連絡があればただちに往診し，急性増悪と診断した際には点滴用ステロイドと抗菌薬を，採痰後速やかに投与するようにした．

このような取り組みの甲斐あってか，訪問診療導入後は，年間3〜4回の急性増悪時にも，入院することなく在宅治療で乗り切ることができた．担当医は，ガイドラインの遵守と，在宅ならではの工夫によって，COPDをうまく管理できているという自負すら感じていた．

運動
手すり
照明
COPD管理は
うまくいったけど…
もっと転倒対策を
しておけば…

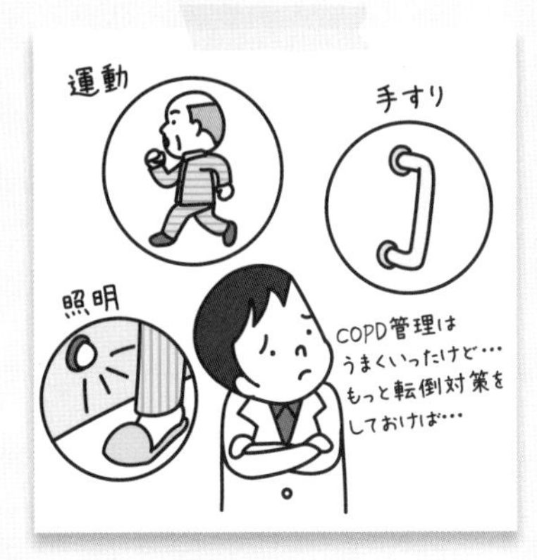

しかし…

→その後の経過

訪問診療5年目を迎えたある日，患者の家族から，転倒して歩けない状態であるとの連絡を受けることとなった．往診の結果，大腿骨頸部骨折の診断で入院．本人は以前から在宅死を希望していたが，入院中に腹部大動脈瘤が増大するなど病状が悪化し，自宅に戻ることなく病院で最期を迎えることとなった．

A ここが落とし穴！

❶ 年齢の上昇に伴い，併存疾患は増える

訪問診療を受けている患者は多くが要介護状態の高齢者で，多疾患併存（マルチモビディティ）の状態であることがほとんどです．この事例においても，重症のCOPDが前面に立ち見えづらかったものの，腹部大動脈瘤，うつ病，不安障害，フレイルなどを合併しており，睡眠障害に対してベンゾジアゼピン系睡眠薬も処方されていました．当然，転倒リスクも高い状態であったといえます（図1）．

マルチモビディティとはいくつかの慢性疾患が併存した状態のことです．年齢の上昇とともにその頻度は増し，併存疾患の数も多くなることがわかっています（図2, 3）．高齢者においてはその頻度は50〜90%にも達するといわれ，スコットランドにおける約175万人を対象とした観察研究[1)]では，65歳以上84歳未満では64.9%，85歳以上では81.5%がマルチモビディティの状態でした．精神疾患との関連が明らかとなっており，精神疾患がある場合はない場合よりも併存疾患が多くなります．また，貧困との関連も明らかとなっており，貧困地帯では平均で10〜15歳早くマルチモビディティの状態が発生します．フレイルによる生活機能の低下とも関連があります．**マルチモビディティの患者に対しては，単一の疾患に焦点を当てたガイドランを適用することは困難である**との前提に立つ必要があります．

図1 年齢の上昇によるコモビディティからマルチモビディティへの変化
A：コモビディティ，B：マルチモビディティ

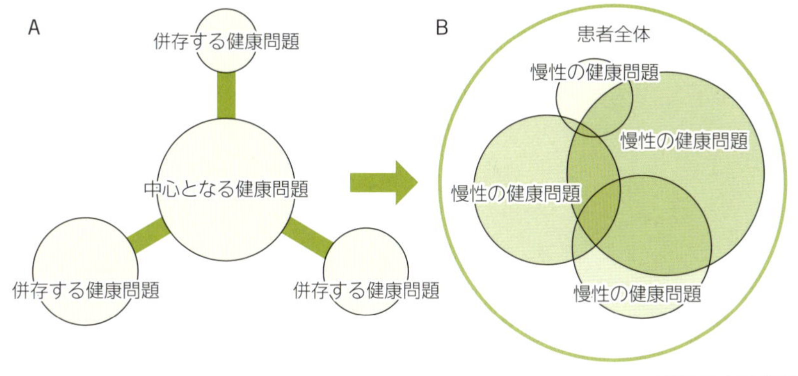

（文献6より引用）

図2 年齢層別の慢性疾患併存数

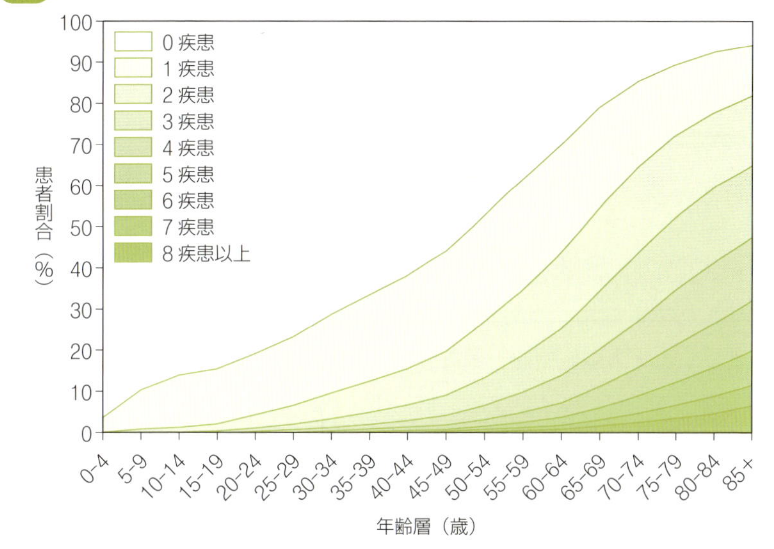

（文献1より引用）

図3 慢性疾患の相互併存率

	冠動脈疾患	高血圧	心不全	脳卒中／一過性脳虚血発作	心房細動	糖尿病	慢性閉塞性肺疾患	疼痛を有する疾患	うつ病	認知症	他疾患なし
冠動脈疾患		52	14	13	11	22	13	24	17	3	9
高血圧	18		5	10	6	18	8	19	14	2	22
心不全	59	57		36	26	23	18	23	17	4	3
脳卒中／一過性脳虚血発作	29	61	8		13	19	12	22	21	5	6
心房細動	37	55	21	20		19	13	18	14	5	7
糖尿病	23	54	6	9	6		8	21	18	2	18
慢性閉塞性肺疾患	19	33	6	8	6	11		23	18	2	14
疼痛を有する疾患	16	36	3	6	3	13	10		31	3	13
うつ病	10	23	2	5	2	9	7	27		3	25
認知症	21	41	6	18	10	13	9	17	32		5

（文献2より引用）

❷ COPDだけをガイドラインに準拠しても…

今回の事例では，COPDに関しては薬剤師や訪問看護師にも協力してもらい，吸入治療を徹底したり，急性増悪に対し早期のステロイド，抗菌薬投与を行うなど，ガイドラインに沿った治療を行っていました．しかし，その一方で，年月を経て次第に顕在化してきた，併存する精神疾患や転倒リスクへの配慮が足りず，転倒予防の取り組みも不十分であったと考えられます．

在宅患者は，**紹介段階で情報が伝えられた疾患以外の疾患を合併していることが珍しくありません**．また，高率に**フレイル，精神疾患，ポリファーマシー（多剤処方；必要以上に多くの薬剤が処方されている状態）**といった問題を抱えています．一方で，その診療には担当医が一人であたる場合が多く，検査の実施や他の医師への紹介や相談のハードルは上がります．その結果，**漫然と主疾患の管理のみ継続していると，マルチモビディティへの配慮が欠落してしまう**危険性が高くなります．

POINT

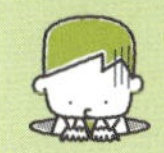

◎重症COPDの管理に治療の重点を置くあまり，併存疾患や転倒リスクへの配慮が不足していた．

B よりよい在宅医療のための Next Step

❶ マルチモビディティにどうアプローチするか？

英国国立医療技術評価機構（National Institute for Health and Care Excellence：NICE）は，日常生活に困難を感じている患者，多くのサービスを受けている患者，身体的・心理的問題を長期に抱えている患者，フレイルや易転倒状態の患者，救急受診が多い患者，多剤処方を受けている患者などでは，マルチモビディティを考慮したアプローチが有用としています．在宅患者の多くは上記に当てはまります．以下にNICEが推奨するアプローチ[2)]を3つ提示します．

①何を大切にしていきたいのかを患者自身に考えてもらう

患者が何に価値を見出しているのか，何を目標にしているのか，その優先順位はどうなのか，患者が大切にしていきたいことを患者自身が明らかにすることを勧めます．

病気の悪化を防ぐことや，長生きすることを重視する患者もいるでしょうし，一方で薬の害を回避することや，治療の負担を減らすことを重視する患者もいるでしょう．また，自立した生活を送ることや，仕事を続けること，家族内で役割を果たすことを重視する患者もいるでしょう．

②疾患とそれに対する治療が与える負荷状況を明らかにする

現在持っている健康問題やその治療が，日々の生活にどのような影響を

及ぼしているのかを検討します．

どれくらい幸福感が損なわれているのか，どのようなストレスがあるのか，などです．受診頻度，使用薬剤数，薬剤の副作用のほか，行うべきとされている食事療法，運動療法などの非薬物療法についても明らかにし，それらがどれくらい負荷になっているかを検討します．

③薬物療法と非薬物療法を含む治療内容を見直す

治療によってどんな利益を得ているのか，逆にどんな害を受けているのかを明らかにします．そのうえで，治療を減らしたり中止したりできないかを相談します．治療変更後の経過のモニター方法についても検討します．治療を最適化する際には，治療の中止だけでなく，治療開始の必要性についても検討しなければなりません．ガイドラインで推奨されている予防治療については，そのリスクとベネフィットを慎重に判断する必要があります．

在宅医療の現場では，専門医との併診よりも，むしろ，今まで専門医が担当していた疾患も含めて，在宅担当医が診療することが多くなります．在宅担当医は，**1つの疾患の治療に拘泥することなく，常にマルチモビディティの状態を念頭に，バランスよい診療に心がける**必要があります．

転倒リスクの評価を含む高齢者総合的機能評価（CGA）によって，転倒，うつ，失禁，認知症などの高齢者特有の問題を把握しておくことも重要です．またがん患者のみならず，非がん患者においても，積極的に緩和ケアやアドバンス・ケア・プランニング（148ページ参照）の導入を検討します．

❷ 転倒予防の介入の仕方

わが国における地域高齢者の転倒発生率は，年間約20％とされています．また，要介護・要支援の認定を受けた在宅患者の前向き調査[3)]からは，転倒は年間58.3％の患者に認められ，転倒により重篤な外傷を発症した患者は年間6.6％（うち骨折が6.0％），100人年あたりでは8.93（うち骨折が8.08）発生していました．これは地域高齢者の約3倍の発症率であり，在宅医療を受けている患者では転倒のリスク評価と予防的介入の必要性が高いことが示唆されます．

転倒のリスク因子には，過去の転倒歴をはじめ，筋力低下，バランス障害，歩行障害，視力障害，認知障害といった諸機能の低下，多剤併用，向精神薬の使用などの薬剤の問題，糖尿病，関節炎，うつ，めまいや起立性低血

表1 地域高齢者の転倒の独立した危険因子

リスク因子	修正 RR
過去の転倒歴	1.9～6.6
バランス障害	1.2～2.4
筋力低下	2.2～2.6
視力障害	1.5～2.3
多剤併用（>4剤，または抗精神病薬）	1.1～2.4
歩行障害	1.2～2.2
うつ	1.5～2.8
めまい，または起立性低血圧	2.0
機能制限，ADLの障害	1.5～6.2
年齢>80歳	1.1～1.3
女性	2.1～3.9
低BMI	1.5～1.8
失禁	—
認知障害	2.8
関節炎	1.2～1.9
糖尿病	3.8
疼痛	—

RR：relative risk（相対危険率）

（文献4を参考に作成）

圧といった疾患・症候などが挙げられます[4]（**表1**）．これらのリスク因子の確認のほか，総合的な身体機能を評価するTimed Up and Go Test（TUG；椅子から立ち上がり，3m先の目印を回って再び椅子に座るまでの時間を測定する評価法）や，Short Physical Performance Battery（SPPB；バランステスト，歩行テスト，椅子立ち上がりテストの3つによる評価法）は，在宅でも行いやすい方法といえます．また，障害物，照明，履き物といった環境面の評価も重要となります．

転倒の予防的介入としては，リスク因子の包括的評価によってハイリスク患者を抽出したうえで，**運動プログラムをはじめ，多方面からの介入を行うことが有効である**可能性が示されています[5]．しかし，時間的制約，分業化の弊害，転倒に関する知識不足，経済的問題など臨床現場での適用にはさまざまな障壁があります．在宅医療の現場における転倒の評価・介入のためには，**多職種の連携**が欠かせないでしょう．

今回の事例では，COPD に対する介入のみならず，視力や起立性血圧変動の評価，屋内環境の整備，ベンゾジアゼピン系睡眠薬の減量，運動プログラムの導入など，転倒予防の介入を多職種で取り組んでいれば，より長期の在宅療養につながったかもしれません．さらに，あらかじめアドバンス・ケア・プランニングを含む意思決定支援を十分に行うことができていれば，入院後の治療方針の確立における，より有益な情報提供ができたかもしれません．

TIPS

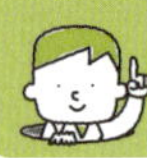

- **マルチモビディティへのアプローチは，患者本人や家族，多職種を巻き込んでこそ可能！**

文献

1）Barnett K et al：Epidemiology of multimorbidity and implications for health care, research, and medical education：a cross-sectional study. Lancet **380**：37-43, 2012

2）Farmer C et al：Clinical assessment and management of multimorbidity：summary of NICE guidance. BMJ **354**：i4843, 2016

3）饗場郁子ほか：要介護者における転倒による重篤な外傷の発生頻度および特徴―医療・介護を要する在宅患者の転倒に関する多施設共同前向き研究（J-FALLS）．日転倒予会誌 **2**：19-33，2015

4）Tinetti ME et al：The patient who falls："It's always a trade-off". JAMA **303**：258-266, 2010

5）Vieira ER et al：Prevention of falls in older people living in the community. BMJ **353**：i1419, 2016

6）藤沼康樹：プライマリ・ケアにおける「マルチモビディティ（multimorbidity）」の意味．総合診療 **25**：1088-1092，2015

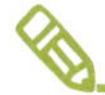

コラム 2 在宅でも感染管理は必要?

■手指衛生の“5 つのタイミング”

入院，外来，在宅，どのようなセッティングにおいても手指衛生は大切です．いずれの状況でも，WHO の“5 つのタイミング”（図 a）が原則となります．①患者に触れる前，②清潔・無菌操作の前，③体液に曝露された可能性のある場合，④患者に触れた後，⑤患者周辺の物品に触れた後，での手指衛生を行いましょう．患者宅にうかがった際，および患者宅を出る際の手洗いのみでは不十分になってしまうため，速乾性アルコール手指消毒液を携帯しなければなりません．

手指衛生についての認識やスキルは個人差・施設間差があるため，同僚や訪問看護師とも情報共有してスキルアップしておきましょう．

図a 手指衛生の“5 つのタイミング”

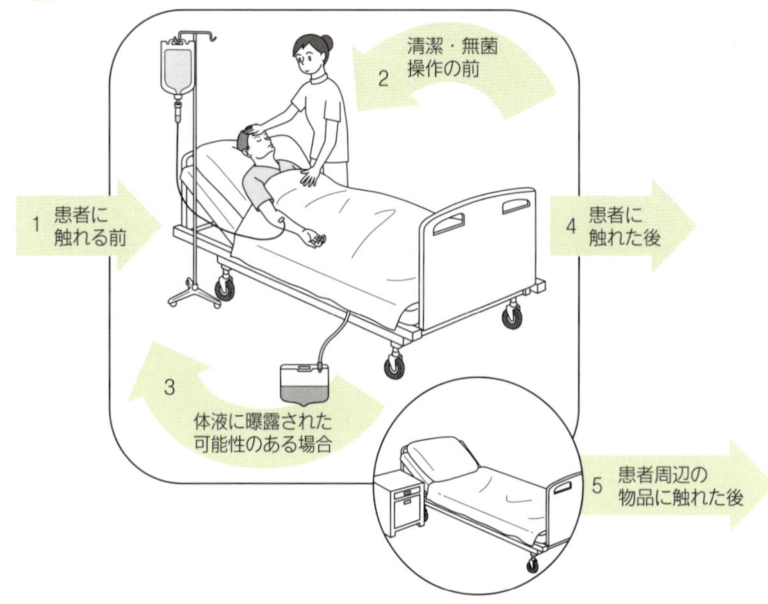

■在宅で現実的な予防策は？

では，具体的には在宅での予防策はどうしたらよいでしょう？

ICUセッティングの研究ではありますが，全患者への手袋・ガウンでの対応（接触予防策）とスタンダードプリコーション（標準予防策）での対応の比較では，メチシリン耐性黄色ブドウ球菌（MRSA）およびバンコマイシン耐性腸球菌（VRE）の伝播に差がなかったという報告があります[i)]．在宅では，その患者が耐性菌を保菌しているか否かの情報は不十分であり，かつ多くの職種が入れ替わり立ち替わり関与します．そのため，接触予防策の多職種での徹底は（技術面・コスト面で）現実的ではありません．

さらには，患者に触れるたびに手袋とガウンをつけていては，温かいケアの妨げになるでしょう．なんとなく接触感染対策を行うよりも，すべての患者に対し多職種で標準予防策を実施することが大切です．そこにノルウェー疥癬や多剤耐性緑膿菌保菌など特殊な事例が発生すれば，徹底的な接触予防策（多職種での情報共有，ガウン・手袋テクニック，訪問を可能な限り最後にまわさせてもらうなど）を加えればよいでしょう．“常時の標準予防策＋ここぞというときの徹底的な接触予防策”を実践することで，感染管理の面でも温もりのあるケアの実践にもよい影響を与えると考えます．

文献

i）Harris AD et al：Universal glove and gown use and acquisition of antibiotic-resistant bacteria in the ICU：a randomized trial. JAMA **310**：1571-1580, 2013

Case 11 在宅での処置は病院とはちがう？

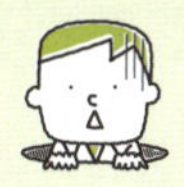

60 歳代男性

筋萎縮性側索硬化症（ALS）のため，人工呼吸管理中である．訪問診療が３年前から開始され，気管カニューレの交換も２週ごとに行われていた．訪問診療には看護師の同席がないため，気管カニューレの交換に際しては，家族が前後の吸引や固定の介助，人工呼吸器の管理などの協力をしてくれていた．１年ほど前から交換の際に少量の出血を認めていたが，トラブルなく交換できていた．

ある日の訪問診療時も，患者の全身状態・呼吸状態は安定していたため，家族の協力のもと通常通りの手順で気管カニューレの交換を開始した．しかし，気管カニューレ抜去時にいつも以上の出血があり，スムーズに気管カニューレの再挿入が行えなかった．

そばで介助をしてくれていた家族は，出血と再挿入がスムーズに行えなかったことを目の当たりにしたため，その後の自宅でのカテーテル交換に不安を訴えるようになった．

アセスメント

これまでも交換時に出血を認め，少しずつ出血量も増えていたことから，気管切開孔・気管内に肉芽が形成されたことが今回の交換困難の原因である可能性を考えた．

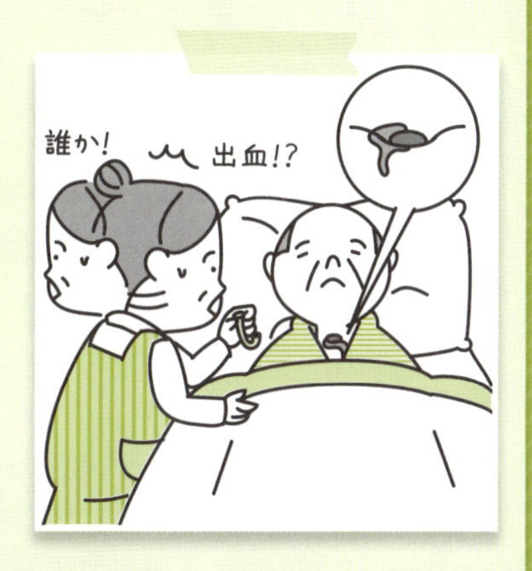

その後の経過

改めて十分観察したところ，気管切開孔に肉芽が生じていることがわかった．そのため，肉芽に対する対策を家族・看護師と開始することとした．

A ここが落とし穴！

❶ 在宅でのカテーテル管理・交換

在宅医療におけるカテーテル管理の原則は，医療機関での原則に準じます．そのうえで，各種カテーテルを使用しながら在宅で療養するという視点から，管理の方法を選択する必要があり，さらには患者・家族への十分な指導や療養環境の調整を行うことが求められます．

カテーテルの交換に関しても，その原則は医療機関に準じますが，特に在宅では**医療機関と比べて機材やマンパワーが限られるという“医療機関との相違点”を踏まえる**必要があります．また，医師が医療機関において十分な経験を積んだ後に行うことが前提となります．

❷ 医療機関との相違点

医療機関内では看護師がカテーテルの管理を担っていますが，在宅医療では日常的な管理を家族・介護職に委ねる場面が多く，家族・介護職の役割が多大となります．また，カテーテル管理に必要な機材・物品・衛生材料も医療機関内と同様の準備が困難な場合があります．

カテーテルの交換に関する代表的な相違として，医療機関と同様の方法でカテーテルの挿入部位を確認できないことが挙げられます．たとえば，胃瘻や胃管カテーテルの交換の際，X線によって先端を確認することが医療機関内では推奨されますが，在宅ではX線での確認は原則困難です．在宅でその交換を行うか否かについての基準も一律ではなく，個々の症例ごとに，患者サイドと十分な説明と同意に基づいて決定するプロセスが必要です．

また，カテーテルの交換は，医療機関内では看護師と共に行うことがほとんどですが，在宅医療では医師一人で行う場面や家族の協力のもと行う場面もあります．その際，家族がそれまでの交換により熟知していることもあるでしょう．医師一人での交換に習熟しておくことや，交換手順の相違などで家族に誤解を招かないように配慮することも必要です．

さらに有事，特に緊急性を伴うトラブルが発生した際の対応は，在宅では医療機関に比べて不利なことは明らかです．各種カテーテルの交換と管理に関連して，個々の患者で生じうる事象とその対応についてシミュレーションしておきます．

POINT

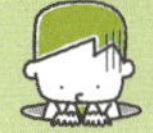

◎在宅でのカテーテル管理・交換の際に起こりうる合併症・トラブルについての対策が十分でなかった

B よりよい在宅医療のための Next Step

❶ 家族・介護職への指導と他職種連携

在宅医療におけるカテーテルの管理には家族・介護職の役割が多大ですので，家族・介護職にもカテーテルに関する知識を伝えておくことが重要です．その際，家族・介護職へは，「日常管理」「医療職へ連絡すべき状況」をなるべくシンプルなものにして説明します．そのうえで，個々の家族の状況・負担度に合わせて訪問看護師などがサポートする体制を構築していくことが重要です．

また，衛生材料などの相違があった場合は，**“紹介元と在宅サービス側の物品の整合性”“患者の経済的負担の観点”**を含め，紹介元の医療機関や，医療事務職・薬剤師などと連携して，調整することが重要です．

このように，カテーテル管理においては，薬剤の投与や日常的なケア，金銭的な問題とも密接に関係するため，訪問看護師だけでなく，薬剤師，ケアマネージャー，介護職など**多職種との連携**が必要不可欠です（**表 1**）．

❷ 在宅での気管カニューレ交換のポイント

交換の頻度は 1～4 週間に 1 回が一般的で，2 週間ごとが最も多いと報告されていますが，最終的には喀痰量などにより決定します[1]．

交換時のトラブルとして**“抜去困難”“再挿入困難”**があります．特に再挿入困難は，気道確保がなされない時間が生ずることを意味するので，それまでに抜去困難や再挿入困難がみられた症例では，在宅で気管カニューレを交換するか否かの判断を慎重に行うようにします．

交換時に出血を認めることもあります．多くは軽微な出血ですが，一定以上の出血がある際は，肉芽形成のほか，気管腕頭動脈瘻・気管食道瘻も念頭に置く必要があります．気管切開孔に肉芽が生じた場合には交換困難の原

表1 カテーテル管理における多（他）職種との連携

職種	内容
訪問看護師	・環境調整 ・一部のカテーテル（女性患者の尿道カテーテルなど）を交換 ・トラブル発生時の連絡窓口
薬剤師	・薬剤の投与法（たとえば胃瘻・経鼻胃管の患者）の相談 ・簡易懸濁法などの患者・家族への直接指導
ケアマネージャー	・訪問系サービス・通所系サービスに関係するすべての職種へのケア時の情報提供（入浴時のカテーテルの扱い方など）
医療事務職	・カテーテル管理に必要な衛生材料を調整 ・算定方法や患者負担についての調整

因となる可能性もあり，交換時には気管切開孔を十分観察して確認するようにします．さらに，一定以上の血痰を認める場合には，気管内肉芽や気管腕頭動脈瘻・気管食道瘻の可能性を想定して，CT などの精査も念頭に病院紹介を検討するとよいでしょう．

❸ 在宅での気管カニューレの管理上のポイント

肉芽形成は，**長期間にわたるカニューレやカフによる刺激**が原因となります．肉芽が生じた場合は，カフ圧の管理を徹底しつつ，まずはステロイド軟膏の塗布で対応しますが，硝酸銀やレーザーによる焼灼を行う場合もあります．

カフ圧の管理に関しては，気管腕頭動脈瘻や気管食道瘻もカフによる圧迫により生じることがあるため，注意が必要です．カフ圧の管理は，理想的にはカフ圧計で定期的に確認することです（気管カニューレの適切とされるカフ圧は一般に 20〜25 mmHg となります）．カフ圧計がない場合にも“耳たぶ”の硬さを目安とすることは避けます（“耳たぶ”程度の硬さでは，至適圧より高い圧となるとされています）．医療機関においてカフ圧計で至適圧を確認してシリンジでエア量をあらかじめ決定しておき，適宜そのエア量となるように調整することが望まれます．なお，カフ圧自動調整機能（低圧バルブ）を備えたカニューレ（トラキオソフト・エバック・ランツ付きカニューレ）の利用が可能であれば理想的です．

他に生じうる合併症としては，**閉塞**や**事故（自己）抜去**があります．カニューレが膿性痰などで閉塞を繰り返してしまう場合は，水分摂取量，吸引回数の調整のほか，複管式のカニューレへの交換を検討します．事故(自己)抜去は，咳嗽時などを含めて生じる場合がありますが，生命に直結する可能性があります．そのため，毎日，家族などの介護者に，紐やナイロンベルトなどによる固定が緩まないよう観察してもらう必要があります．また，予備のカニューレを自宅に用意し，必要に応じて家族へカニューレの挿入方法をあらかじめ指導しておくなどの対策を講じておくことも重要です．

TIPS

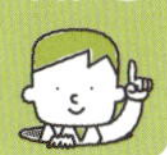

- **在宅医療でのカテーテル交換は医療機関内で行う場合以上の準備・配慮を心がけよう！**
- **交換時に起こりうるトラブルについても，日頃からシミュレーションしておこう！**
- **カテーテル管理に関する家族指導は十分に行い，合併症に対しては早めの対応を心がけよう！**

文献

1）国立大学法人東京大学高齢社会総合研究機構医学部在宅医療学拠点：訪問診療・訪問看護における医療処置に関するアンケート調査 報告書，2014．http://chcm.umin.jp/education/ipw/files/session/140228syochi_report_rev.pdf（2018 年 3 月閲覧）

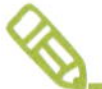

コラム3 こんな事例も… 娘が自転車に乗れるのはいつの日か…

父親が在宅医をしており，休日に緊急往診が入ると，5歳の娘は放っておかれることが多い．3ヵ月前の誕生日に新しく自転車を買ってもらっており，休日のたびに親を連れ出し自転車の練習に取り組んでいる．

今日は，梅雨の合間の貴重な晴天．前日から何度も親に確認をとり，朝から自転車の練習へ出かけた．ちょうどそこに，往診依頼の電話が…．

待っていたのは，認知症で定期訪問診療中の80歳代女性．40℃の発熱あり往診依頼．担当医は「すぐ戻るから」と娘に言い残し，患者宅へ急いだ．

患者宅で診察，採血，採尿を行い，病院へ持ち帰って自分で検査機械をまわした．尿路感染による発熱と診断し，患者宅へ引き返し抗菌薬の点滴を開始．しかし，患者の家族が入院を希望．担当医は方針を変更し，自らの勤務する病院への入院と救急車を手配し，同乗搬送．病棟での主治医も引き受けた．入院指示，X線撮影，尿バルーンカテーテル留置，血液培養提出を終え，患者宅に車を取りに行き，家路についたがすでに日没．ため息をつきながら玄関をくぐると，そこには，機嫌が最高に悪い5歳娘が待っていた…．

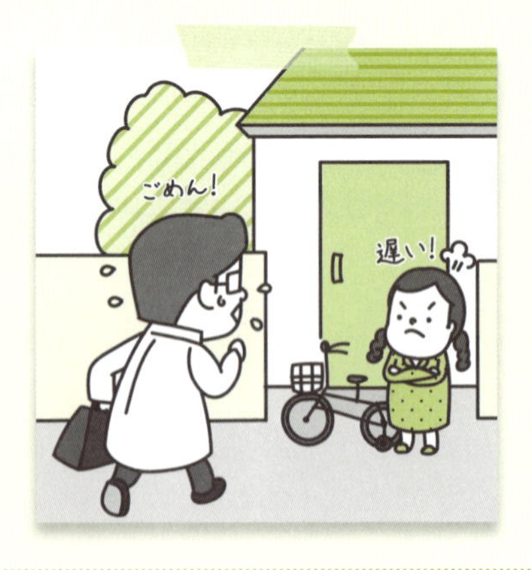

■私が2人いたらなぁ…

プロフェッショナルとして，患者からの往診依頼にはなるべく最高の医療で応えたい．と同時に，親として家族と過ごす時間もかけがえのない限られたものです．在宅医療を行うにあたり，避けては通れない休日往診…．プロフェッショナルの危機にも，家族の危機にも陥らず，対応することは可能でしょうか？

■人を味方につけよう

休日夜間の在宅待機はつらいものです．翌日の診療の質にも影響しますし，一人ですべてを担当していては，学会参加など自己研鑽にあてる時間もなくなります．

在宅待機を分担してくれる仲間はいますか？ もし一人診療所であれば，お互いにカバーし合えるような連携医師・連携医療機関はあるでしょうか？

また本当に忙しいときは，自分一人，在宅だけで対応を完結することを手放すことも重要です．地域の訪問看護ステーション，院内の看護師や介護士，救急病院の医師や地域連携室など，患者の診療や対応を，顔の見える関係のなかで気持ちよく引き継げる相手が，どのくらいいるでしょうか．これは，疲弊を防ぐと同時に，自分の診察を地域に開かれたオープンなものとし，質の評価を受けるためのネットワークになります．患者との関係も，「○○先生じゃないとダメ！」という間柄から，「○○先生が任せる相手なら，診てもらってもいいです」と言ってもらえる間柄になりたいものです．

■時間を味方につけよう

今回行った医療処置のうち，どこまでが“今日必ず必要なもの”だったでしょうか．夜間休日は，平日と異なり人的資源も動かせる機械も少なくなります．個人の労働強化で一時的に穴埋めできても，同じことが今後も毎回できるとは限りません．

患者に害を及ぼさない範囲で，“休日中に必須の処置”と“平日に回す，もしくは今後体調変化がみられたときに考慮する処置”に仕分けることが大事です．

状況によっては，休日の間に“検査，検査”で診断をつけなくても，患者に命や後遺症の危険がない状態であれば，慎重に経過を観察していくことで，自然と診断がつく場合もあります．患者にも自分にも，そして周囲のスタッフにも，侵襲の少ないスケジュールを組んでください．

診療も自転車も，安全に配慮したうえでの“手放し”“見守り”“信頼関係”が成功につながるのですから…．

第３章　栄養管理

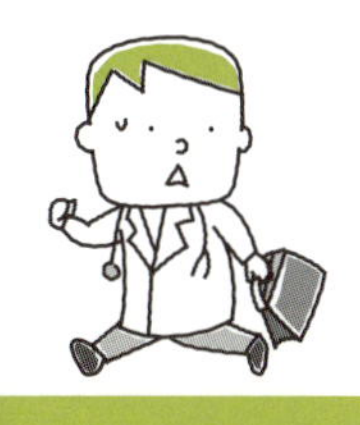
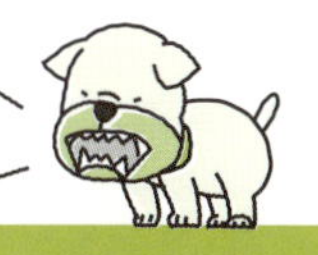

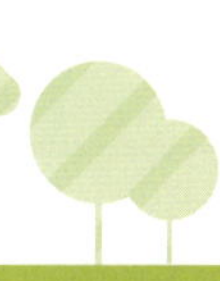

Case 12 経管栄養ならずっと安泰？

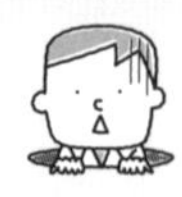

70歳代女性

以前より，健康診断で糖尿病と脂質異常症を指摘されていたが，未治療で過ごしていた．5ヵ月前に自宅で倒れているところを娘に発見され救急搬送された．脳幹部梗塞と診断され救急病院に入院となった．入院中に脳梗塞後出血を合併し，一時人工呼吸管理となったがその後離脱した．しかし，後遺症として高次機能障害，嚥下障害，四肢麻痺が残存し，ADLは全介助で経口摂取は困難であった．入院中に経管栄養が開始され，嚥下機能の改善が見込めないとの判断で胃瘻造設となり，胃瘻による経管栄養の状態で自宅退院となった．

アセスメント

主介護者である長女は病院から経管栄養の投与方法について指導を受けており，退院後も手技的には問題はなかった．経管栄養に伴う喀痰の増加や下痢などの合併症もみられなかった．入院中の投与量にならって経管栄養を継続していく方針とした．

その後の経過

長女の献身的な介護と，経管栄養で穏やかに過ごしている様子であった．意思の表出は簡単な質問に対しての返答などに限られていたが，時折笑顔もみられ苦痛な様子はなかった．訪問診療・訪問看護・訪問入浴などの訪問サービスを利用していたが，吸引や経管栄養を必要とするため通所サービスの利用は難しい状況であった．退院後半年の時点で，訪問看

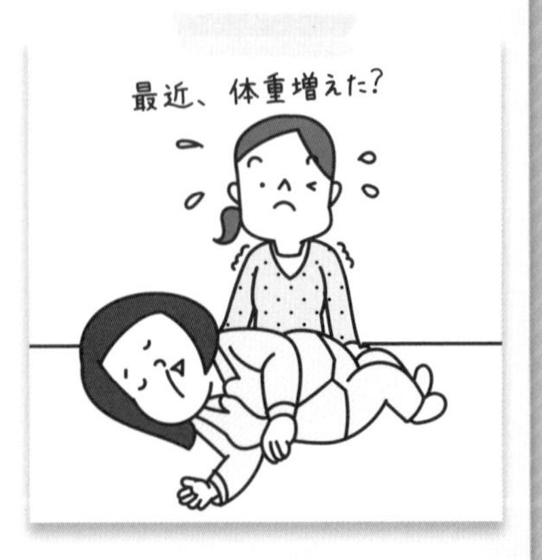

護師より「最近ケアのときに体が重くなっている感じがする」「娘さんが排泄ケアなどのときに一人で体位を変えるのが難しくなっている」と報告があった．ケアマネージャーに手配を依頼し体重測定を行ったところ，退院時より 8 kg の体重増加があることがわかった．

A ここが落とし穴！

❶ 在宅高齢者への栄養管理は重要！

高齢者の増加とともに，高齢者の栄養管理は非常に重要になっています．高齢者は背景に複数の疾患を持つことも多く，感冒や転倒などを契機に経口摂取が低下し，低栄養に陥るリスクが高くなります．在宅医療の対象者の多くを占める，要介護状態の在宅高齢者の 30〜40％は蛋白質・エネルギー低栄養状態（protein energy malnutrition：PEM）の状態にあるといわれています．

一方で，**経口摂取の低下により経管栄養を行う高齢者は増加傾向にあり，過剰な栄養摂取に伴う高血糖や脂肪肝，体重増加などの合併症も増加しています．** 経管栄養の患者では栄養評価を行い調整していくことを疎かにすると合併症が増え，身体機能は低下し，予後が悪化するといわれています．そのため計画的に栄養管理を行っていくことが必要です．

❷ 在宅での栄養評価はできているか？

在宅医療が推進されているなかで在宅栄養療法の患者は増加しています．在宅療養環境では，入院中の場合と比して栄養状態のモニタリングが難しくなります．低栄養や過剰栄養を予防するために，継時的な栄養状態の評価を行い，摂取栄養量や投与方法，実施計画などを見直していくことが必要です．栄養評価法は，①患者の状態を把握して栄養療法の適応・方法を決める（静的栄養評価），②定期的に測定して栄養療法の効果判定を行う（動的栄養評価），③どこまで治療に耐えられるか，その適応はどうかを判定して適切な治療法を選択する（予後判定栄養評価）の 3 つに分類されます．それぞれ

表1 MNAにおける栄養状態の評価指標

①体重，身長，BMI
②上腕周囲長
③上腕三頭筋皮下脂肪厚
④上腕筋囲
⑤血性総蛋白，血性アルブミン値
⑥rapid turnover protein
⑦総コレステロール値
⑧総リンパ球数

（文献2を参考に作成）

指標の特徴を理解したうえで，3つの分類を意識してモニタリングしていくことが大切です．

また高齢者の栄養評価法として，低栄養の早期発見に用いる簡易栄養状態評価表（Mini Nutritional Assessment：MNA）もあります（表1）．この評価表は食事摂取量や体重の変化，身体活動，認知症や精神状態に配慮されており，有用とされています．

POINT

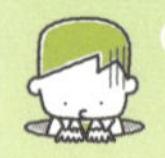

- **経管栄養により安定した栄養摂取ができていると考え，栄養状態の評価を疎かにしてしまった．結果的に栄養過剰となり，患者と介護者の負担になってしまった．**

B よりよい在宅医療のための Next Step

❶ 個々に対応した在宅高齢者に対する栄養計画を！

栄養管理を行ううえで，まずは個人の栄養必要量を考えていく必要があります．高齢者は一般的に安静時基礎代謝の低下，身体活動の低下などによりエネルギー消費量が低下しています．しかし，身体的・心理的・環境的要因により栄養摂取量が低下したり，慢性疾患（悪性疾患，COPDなど）による栄養消費が増大することで低栄養に陥るリスクが高くなります．そのため，**それぞれの背景に配慮した栄養計画が必要になります．**

❷ 必要栄養量を決める

栄養量を決める基準としては，基準表，推定式などが用いられます．

基準表としては厚生労働省より「日本人の食事摂取基準（2015年版）」が出されており，各年齢層における健康保持・増進のために摂取することが望ましいエネルギー・栄養素が示されています．しかし，高齢者は細かい年齢階級別の推奨量などは示されていないため，あくまで参考値としてください．

推定式は，年齢，性別，身長，体重など個人の情報から投与エネルギーを計算するために，さまざまな観察を元に作られた算出式です．基準表に比して個別性はありますが，こちらもあくまで推定値であるという認識が必要です．有名なものとしてHarris-Benedictの式がよく使われていますが，そのほかにも日本人のための簡易式などもあります（表2）．

これらの推定式による算出は，70歳以上の患者や寝たきりの患者では実際の必要量より値が大きく出る場合があるため注意が必要です．また，消耗性の慢性疾患や褥瘡患者などでは係数をかけて設定する必要があります（傷害係数；軽度＝1.2，中等度＝1.5）．

表2 投与エネルギー（kcal）の推定式

Harris-Benedictの式	男性	66.47＋(13.75×体重)＋(5.0×身長)－(6.75×年齢)
	女性	655.1＋(9.56×体重)＋(1.85×身長)－(4.68×年齢)
日本人のための簡易式	男性	14.1×体重＋620
	女性	10.8×体重＋620
簡易法		体重×25～30

身長はcm，体重はkg，年齢は年で計算．

（文献1を参考に作成）

長期的な経管栄養の際に，在宅高齢者では必要エネルギーが 800～1,000 kcal 程度で均衡することも経験します．この際に水分量や蛋白量，ビタミン，微量元素などに不足が生じることが多いため注意が必要です．水分量は 25～30 mL/kg，蛋白量は 0.8～1.0 g/kg を目安とし，ビタミンや微量元素については必要量を満たしているかに留意し，不足があれば積極的な補充が推奨されます．

❸ 在宅で栄養状態を評価するにはどうしたらよいか？

栄養評価の方法としては，**体重測定や身体計測を訪問診療時にできる限り毎回行うこと**が望まれます．また，血液生化学検査（血算，血清アルブミン，肝機能，腎機能，電解質など）は３ヵ月ごとに，ビタミンや微量元素（鉄，銅，亜鉛，セレンなど）は１年ごとにチェックすることが推奨されています[2)]．

体重測定は測定者による差が少なく，簡便で最も重要な指標です．在宅では立位での体重測定が困難な患者もいますが，最近はデイサービスやショートステイの際に測定を依頼したり，訪問入浴時に浴槽で体重測定できる訪問入浴サービスも増えています．自宅で２台の体重計と丈夫なシーツなどを用いて２人の計測者で測定する方法もあります（図１）．患者への負担が少ない評価方法であり，担当ケアマネージャーと相談して定期的な計測を計画するとよいと思います．

上腕周囲長は，利き腕でない腕の肩峰から肘頭の中点の周囲径をメ

図1 体重計２台による体重測定

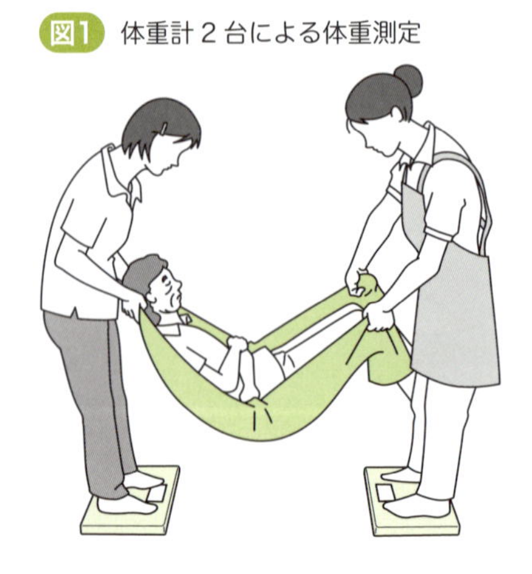

図2 上腕周囲長の測定
強く締めすぎないように注意する.

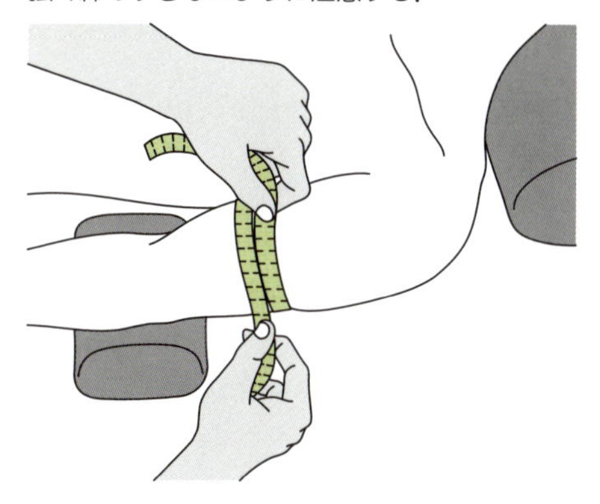

ジャーで測定することで計測します（図 2）. 継時的な栄養アセスメントに用いられます.

在宅での栄養管理は横断的な視点ではなく，長期的な健康管理の視点から計画，評価，実施を繰り返していくことが重要です．低栄養に対する予防的意識は比較的高い印象がありますが，認知症に伴う過食や経管栄養療法での過剰栄養にも注意が必要と考えます.

TIPS

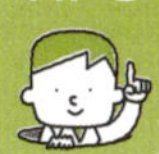

- **安定している在宅患者でも，訪問時には常に栄養状態に配慮しよう！**
- **定期的に体重測定，血液検査を行い，低栄養・過剰栄養には早期介入をしていこう！**

文献

1）小野沢　滋（編）：在宅栄養管理―経口から胃瘻・経静脈栄養まで，南山堂，東京，2016
2）日本静脈経腸栄養学会（編）：静脈経腸栄養ガイドライン，第 3 版，照林社，東京，2013
3）在宅医療テキスト編集委員会（企画・編集）：在宅医療テキスト，在宅医療助成勇美記念財団，2015
4）木村琢磨（編）：もう困らない！　高齢者診療でよく出合う問題とその対応，羊土社，東京，2012

この胃瘻ってずっと抜けないもの？

70歳代男性

2年前に視床出血の既往があり，高次脳機能障害と重度の右片麻痺，嚥下障害がある．ADLは車椅子乗車が可能で，排泄は全介助，コミュニケーションは簡単な意思疎通ができる程度である．視床出血で入院したときに経口摂取が困難で，栄養確保のために胃瘻が造設され，以降も胃瘻による経管栄養を継続していた．回復期リハビリテーション病院を経て自宅退院となり，要介護4で自宅介護を受けながら脳神経外科の外来に定期通院し，内服処方を受けていた．最近，高次脳機能障害による易怒性があり，待ち時間が長いことに耐えられず怒ることが多くなった．妻の通院介助も毎回大変とのことで訪問診療に切り換える方針となった．

アセスメント

長期に経管栄養を継続している患者であり，訪問診療移行後も定期的に胃瘻交換を行いながら経管栄養を継続していたが，嚥下機能評価や嚥下リハビリテーションは行わなかった．本人とのコミュニケーションは十分とれているとは言えなかったが，妻の介護負担の軽減を意識しつつ訪問診療を継続した．

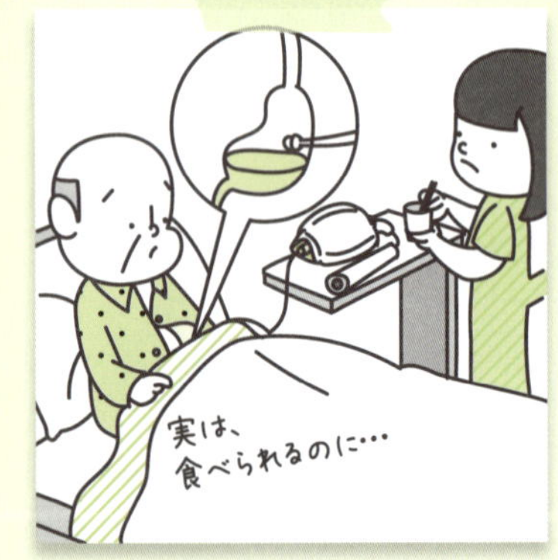

その後の経過

胃瘻からの経管栄養を継続していたが，ある日，妻から空嚥下ができ，時折アイスクリームを食べているという話があった．実際に訪問診療のときに嚥下機能評価として水飲みテストを行ったところ，むせ込みなく嚥下できることが確認された．家族に経過を詳しくうかがうと，以前から自己判断で経口摂取を始めていたことがわかった．訪問の言語聴覚士に相談，定期的に嚥下リハビリテーションを開始してもらうことになった．また，訪問看護師に口腔ケアを依頼し，医療用経腸栄養剤の摂取から開始したところ，むせなく全量摂取できるようになった．本人の好みに合わせながら，徐々にさまざまな栄養剤や食形態を試し，安定して経口摂取できるようになったため，胃瘻を抜去し，その後も経口摂取を継続している．

A ここが落とし穴

❶ 胃瘻造設の差し控え

近年，胃瘻による経管栄養を受けている在宅患者が少しずつ減っている印象があります．この背景には，安易な胃瘻造設に対するバッシングが広まっていることが関係しているかもしれません．昨今話題の Choosing Wisely キャンペーンでも米国老年医学会（American Geriatric Society：AGS）が，「進行期認知症患者に経管栄養を推奨しない」という提言を発表しています[1)]．また，わが国でもテレビ報道や某大臣の発言などを通して胃瘻が好ましくないケアであるような世論が目立つようになり，平成 26 (2014) 年度の診療報酬改訂[2)]で胃瘻造設術に対する診療報酬点数の引き下げがなされました．これらとの因果関係は不明ですが，日本国内での胃瘻造設件数はここ数年減少傾向となっています（図 1）．

❷ 胃瘻に伴う思考停止

確かに不要な胃瘻もあるかもしれませんが，差し控えることのみが重要なのでしょうか？　胃瘻自体はもともと，経口摂取ができなくなった時期に一時的に使用する栄養摂取方法として確立されたものでした．適切に胃瘻を用いて急性期を乗り切れば閉鎖・抜去することが前提となっていて，本来は半永久的に留置し続けるものではありません．

胃瘻をめぐる問題の論点として，造設する段階の問題がクローズアップ

図1 日本における胃瘻造設数の推移（各年度6月分の比較）

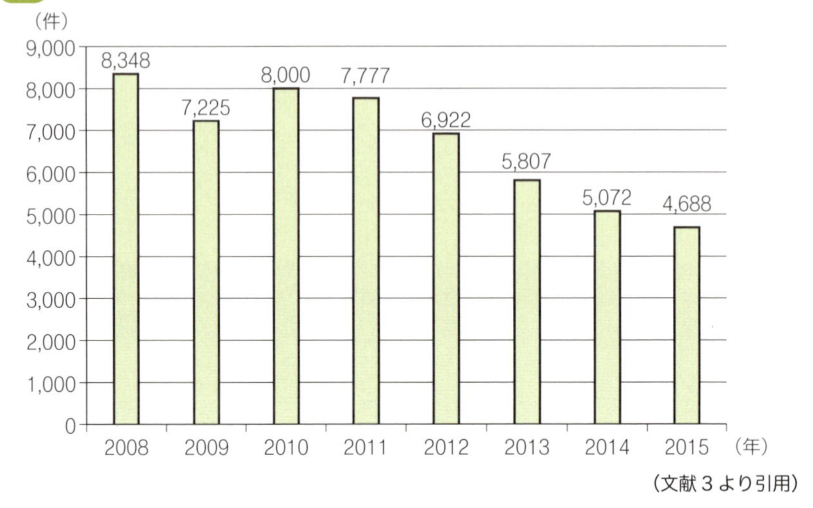

（文献3より引用）

されがちですが，造設後の適切なケアが実際にされているかという問題点もあると言われています．具体的には，**施設や在宅で適切な摂食・嚥下機能評価がなされているか，経口摂取を再開する機会が適切に与えられているか**，などがポイントになります．

今回の事例のように，一度“食べられない患者”というラベルが貼られてしまうと，受け手側の在宅チームも思考停止してしまい，それを覆すのは案外難しいということがあります．老人保健健康増進等事業の報告[4)]によると，胃瘻造設時に経口摂取に復帰できるだろうと判断された患者は24.3%だったにもかかわらず，実際に胃瘻を使用しなくなり経口摂取に戻れた患者はわずかに2.3%だったとされています．もちろん，造設する医師側の過大評価という側面もありますが，病院から在宅や施設へのケア移行時に評価・リハビリテーションの継続がなされていないという実態も影響しているのではないでしょうか．

POINT

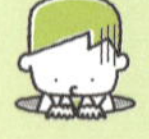

- **胃瘻が抜ける可能性を十分に考えていなかった．**
- **嚥下障害に対する継続的な評価・リハビリテーションができていなかった．**

B よりよい在宅医療のための Next Step

❶ 胃瘻が抜ける患者とは？

胃瘻患者の予後はさまざまな基礎疾患や年齢によって異なると考えられています．たとえば今回の事例のような脳血管障害は，胃瘻造設により適切な栄養管理がなされることでリハビリテーション効果が上がることも知られています．リハビリテーション効果が上がれば嚥下機能も回復する可能性があります．このあたりは認知症進行期への胃瘻造設とは異なる点です．

通常，胃瘻造設を必要とするような脳血管障害は重症度が高く，胃瘻が抜けるとは考えにくいかもしれません．しかし，平均 31 ヵ月間フォローアップした嚥下障害のある脳卒中患者に対する観察研究[5]では，胃瘻患者の 29％で抜去することができたと報告されており，実際の感覚よりも多い印象です．脳血管障害患者では急性期を過ぎてリハビリテーション期に入った場合には，**胃瘻抜去について積極的に検討し，嚥下機能の再評価や嚥下訓練の継続が必要**といえるかもしれません．

また，年齢も胃瘻予後に関連すると報告されていて，60 歳代で胃瘻を造設した患者は，80 歳以上で造設した患者よりも生命予後がよかったという報告[6]があります．今回の事例も 60 歳代で胃瘻が造設されているので，抜去の可能性を検討する条件の一つになるかもしれません．

❷ ケア移行の問題

特に注目したいのは，胃瘻造設時に経口摂取に復帰できるだろうと判断された患者の割合に対して，実際に胃瘻を使用しなくなり経口摂取に戻れた患者が少ないという点です．この原因について，ケア移行の問題に焦点を当ててみてみましょう．

前述の老人保健健康増進等事業の報告[4]によると，胃瘻造設後に摂食・嚥下訓練や口腔ケアなどが行われている患者の割合は 27.6％で，特に経口摂取回復の可能性があった患者への実施割合は 49.7％にとどまっています．

本来必要な患者に適切なケアが行われていない理由として，病院からの情報引き継ぎの問題や，在宅で実施する医療資源の不足などの問題がみえてきます．特に介護施設では，人員や安全管理の問題から誤嚥リスクが高い患者に積極的に摂食・嚥下訓練が行いにくいという現場のジレンマもあるでしょう．また在宅医療においては，多職種との連携がうまくとれていないことも多く，そもそも嚥下リハビリテーションや評価が選択肢にすらあがっていないのかもしれません．家族側も“怖い”というイメージが先行してしまい，現状維持を選択してしまうこともあります．この事例でも家族は経口摂取再開のリスクや胃瘻抜去への不安があり，実際に経口摂取で十分摂れるようになってから胃瘻抜去までに半年以上の期間を必要としました．

残念ながら安全な抜去基準や経口摂取再開に関する質の高いエビデンスは十分ではないのが現状で，今後さらに臨床知見が蓄積され，胃瘻療養高齢者の経口摂取開始基準や胃瘻抜去のガイドラインの作成など，体制の整備が待たれています．

❸ 在宅でできる嚥下機能評価やリハビリテーションは？

嚥下障害のある患者や胃瘻造設患者に在宅でアプローチするにはどうしたらよいでしょうか？

在宅の最初の第一歩は，在宅チームに**訪問歯科などの歯科専門職に入ってもらって口腔ケアを行う**ことです．日本からの小規模な研究ではありますが，口腔ケア介入によって肺炎が減ったという報告[7]があります．また，施設入所中患者において，口腔ケア非介入群は口腔ケア介入群より有意に肺炎による死亡率が高かった（オッズ比 3.57；95%CI 1.13-18.40）という報告[8]もあります．最初に訪問歯科や歯科衛生士の指導を受けながら，日常的な口腔ケアを家族，介護職，看護師などで行うのが理想的です．また，口腔ケアによって嚥下反射や咳嗽反射が改善するという報告[9]も複数あり，口腔ケアが嚥下機能改善につながる可能性があります．

口腔ケアに加えて，嚥下リハビリテーションを行うにあたって重要なのは，**言語聴覚士と連携できるかどうか**です．最近では徐々に在宅訪問をしてくれる言語聴覚士が増えています．また，ベッドサイドで行える簡易的な嚥下障害の評価方法としては，**反復唾液嚥下テスト（RSST）**や**水飲みテスト（WST）**があります（25〜26ページ参照）．これらはベッドサイドで簡易的に行うことができますが，あくまでスクリーニング法であること，誤嚥検出の正確性には限界があり正確な病態把握には至らないことも多いことが難点です．悩ましい事例の場合には，病院の嚥下チームなどとも連携して再評価をお願いすることを検討してもよいかもしれません．

間接的ではありますが，肺炎球菌ワクチンやインフルエンザワクチンなどのワクチン接種や，嚥下障害の原因になるような薬剤もしくは肺炎予防効果があるような薬剤の調整を検討することもよいでしょう．

TIPS

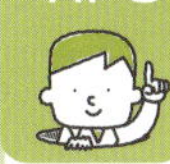

- 胃瘻造設患者を担当した場合に，基礎疾患や年齢，胃瘻造設時の見込みなどを含めて，経口摂取復帰できるか再検討することは重要！
- 在宅で実施できる嚥下訓練・評価方法に習熟し，時には多職種チームでのアプローチを活用しよう！

文献

1) American Geriatrics Society (AGS)：Choosing Wisely® ホームページ, Don't recommend percutaneous feeding tubes in patients with advanced dementia；instead offer oral assisted feeding. http://www.choosingwisely.org/clinician-lists/american-geriatrics-society-percutaneous-feeding-tubes-in-patients-with-dementia/（2018 年 3 月閲覧）
2) 平成 26 年度診療報酬改定，中央社会保険医療協議会資料．http://www.mhlw.go.jp/file/06-Seisakujouhou-12400000-Hokenkyoku/0000039898.pdf（2018 年 3 月閲覧）
3) 総務省　統計局：社会医療診療行為別統計．http://www.e-stat.go.jp/SG1/estat/NewList.do?tid=000001029602（2018 年 3 月閲覧）
4) 飯島　節ほか：平成 24 年度老人保健事業推進費等補助金 老人保健健康増進等事業 胃ろう造設及び造設後の転帰等に関する調査研究事業報告書，医療経済研究機構，2013．https://www.ihep.jp/publications/report/elderly_search.php?y=2013（2018 年 3 月閲覧）
5) James A et al：Long-term outcome of percutaneous endoscopic gastrostomy feeding in patients with dysphagic stroke. Age Ageing **27**：671-676, 1998
6) 居川幸正ほか：胃瘻造設時年齢が生命予後に与える影響―長期入院例での検討．日老医誌 **50**：536-541，2013
7) Yoneyama T et al：Oral care and pneumonia. Oral Care Working Group. Lancet **354**：515, 1999
8) Bassim CW et al：Modification of the risk of mortality from pneumonia with oral hygiene care. J Am Geriatr Soc **56**：1601-1607, 2008
9) Yoshino A et al：Daily oral care and risk factors for pneumonia among elderly nursing home patients. JAMA **286**：2235-2236, 2001

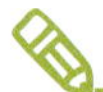

コラム4 経管栄養剤の選択にまつわるピットフォール：価格・成分について

入院中に使用していた経腸栄養剤をそのまま在宅で使用すると，コスト面で思いもよらない負担をかけてしまうことがあります．

たとえば，エンシュア・リキッド®などの“医薬品”は入院中の経腸栄養剤としては使用しません．“入院食事療養費”が加算できないという病院経営上の理由からで，代わりにメイバランス®などの“食品”が入院中に使用されることがあります．しかし，退院後に薬価収載されているエンシュア・リキッド®などの医薬品に再び切り替えれば“処方”可能です．1,000 kcal あたりで比較をすると，エンシュア・リキッド®は1ヵ月1,710円（薬価142.5円/本，1割負担，4本/日×30日で計算），一方メイバランス®は，一番安価と考えられるインターネット販売でも4,000円以上はかかるようです（自費）．

なお，処方可能な経腸栄養剤には，エンシュア・リキッド®のほか，エンシュア・H®，ラコールNF配合経腸用液®などがあります．

医薬品と食品の成分の違いですが，三大栄養素，ビタミン，微量元素など必要最低限の栄養については大きな差はありませんが，食品のほうにはDHAやEPAなどが付加されている場合があります．また，味については食品のほうがバリエーション豊富です．胃瘻からの投与で逆流などにより口腔内に味が広がることがあり，どうしても医薬品の味が苦手という場合には食品で対応するのも一手でしょう．

表a 医薬品に分類される経腸栄養剤

半消化態栄養剤	エネーボ配合経腸用液®，エンシュア・H®，ラコールNF配合経腸用液®，エンシュア・リキッド®
消化態栄養剤	ツインラインNF配合経腸用液®
半固形化栄養剤	ラコールNF配合経腸用半固形剤®
成分栄養剤	エレンタール®，ヘパンED®
病態別経腸栄養剤（肝不全用）	アミノレバンEN®

第4章 患者・家族との コミュニケーション

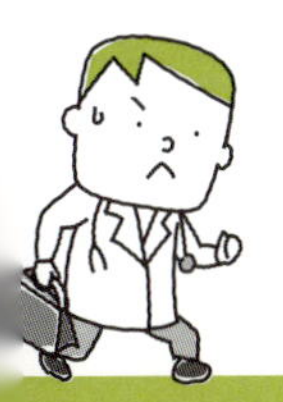
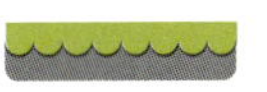
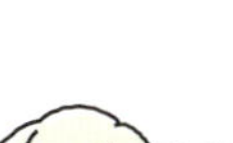
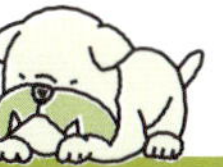

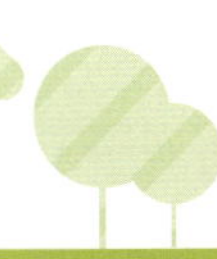

それは誰の意向？

80歳代男性

慢性呼吸不全で在宅酸素を使用中．老作時の息切れも激しく訪問診療を行っている．軽度の認知機能障害があるが言語機能に問題はない．診療には同居する妻が毎回付き添っている．

最近は食が細く，妻は「先生，大丈夫でしょうか？」「入院させて検査してください」と言う．今回の訪問診療で話し合い，以前入院していた病院へ紹介し，精査入院する方針を決定した．

アセスメント

食欲が低下しており，本人・妻と相談するプロセスを経て精査入院の方針を決定した．

→その後の経過

数日後，デイサービスで本人が「入院したくない」と言っているというケアマネージャーからの情報提供がなされた．

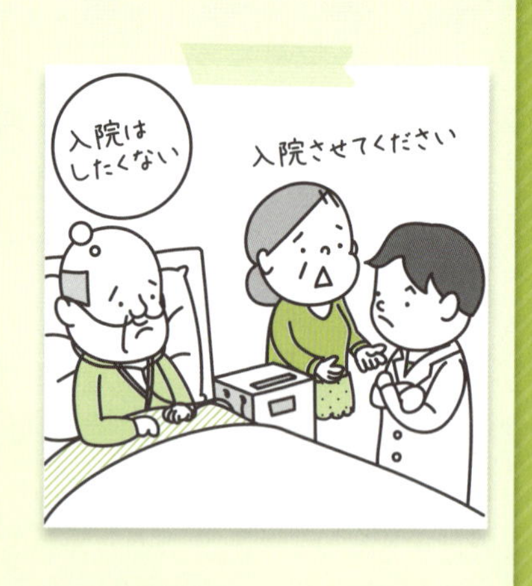

A ここが落とし穴！

❶ 在宅医療におけるコミュニケーションの複雑さ

在宅医療では診療に家族が付き添うことが多いため，“患者-医師”に加えて“家族”が加わった“患者・家族-医師コミュニケーション”となることがほとんどです．さらに，ケアマネージャー（介護支援専門員）などの多（他）職種が加わることも少なくありません．これは，“患者-医師”の構成メンバーが原則である外来診療とは大きく異なります．

一般にコミュニケーションは構成人数が多くなるほど複雑とされていますので，“患者・家族-医師コミュニケーション”の機会が多い在宅医療では，**外来診療よりも複雑なコミュニケーションが日常的に行われている**といえるでしょう．これはいくつかの臨床的問題を秘めており，在宅医療における患者・家族双方との良好なコミュニケーションのためには，在宅医療に特有の側面に留意する必要があります．

❷ 患者中心となっているか？

在宅医療では，認知機能，言語機能，理解力に問題がある患者を診療することが比較的多いといえます．その際，患者だけとやり取りするよりも，患者の客観的情報を家族からも聴取したり，家族へも病状説明を行ったほうが確実で効率がよい診療が実現できるといえるでしょう．ただし，**家族からは患者の意向などの主観的な情報は聴取できない場合がある**ことに注意が必要です．

また，“あまり喋らない（あるいは喋ることができない）患者”に“比較的喋る家族”が付き添って診療する場合には，物理的には“患者・家族-医師コミュニケーション”であっても**“家族-医師コミュニケーション”が主体となってしまう**ことがありえます．そして，結果的に患者中心ということから遠ざかったり，時に患者不在のコミュニケーションとなり，“患者との関係構築”に悪影響を及ぼすことも懸念されます．

POINT

◎ **“家族-医師コミュニケーション”が主となり，診療への患者意向の反映が不十分となってしまった．**

B よりよい在宅医療のための Next Step

❶ 付き添いの家族と話しつつ患者中心を心がけるには…

まず，当然のことながら難聴の患者には“聞きやすい声で話す”“適宜筆談も併用する”ことが重要です．認知機能や理解力に問題があれば，“ペースを合わせる”“簡潔な内容とする”“理解度を確認しながら話す”ことに注意し，“患者-医師コミュニケーション”となるよう工夫します．

次に，“家族-医師コミュニケーション”が中心とならざるを得ない場合でも **“患者の顔を見ること”** を意識的に行い，患者が少しでも診療に参加して“患者・家族-医師コミュニケーション”となるように心がけます．

さらに，たとえ認知機能や理解力に問題がある患者でも，時々は「○○さんはいかがでしょうか？」などと患者の顔を見て **“話を聴く姿勢”** を意識的に示すようにします．

これらは患者中心の在宅医療におけるコミュニケーションに寄与するとともに，一定の共感，ひいては“治療的効果”にもつながりうるでしょう．

❷ 家族が患者の援助者・代弁者となっているか？

在宅医療の“患者・家族-医師コミュニケーション”では，家族が患者の適切な援助者・代弁者であれば理想的です．しかし，そうでない場合，たとえば“家族が本人を遮って発話する事例”もありえます．さらに“患者と配偶者がお互い気遣い合う”など，患者（家族）が家族（患者）の前で医師へ言いにくいこともあるでしょう．

これらは患者と家族の関係性や性格による面もあり，本質的にアセスメントすることには限界があります．そのため，在宅医療で家族が立ち会う背景（表1）を考え，**家族が患者の援助者・代弁者として必要十分に機能しているか否かをアセスメントしつつ，対応を検討する**とよいのではないでしょうか[1,2]．

❸ 患者または家族のみとのコミュニケーションも選択肢に！

“患者・家族-医師コミュニケーション”では，「（家族が患者の望む以上に話してしまい）患者の主観的事実がないがしろになっている」「家族の前で医師へ言い難いことを患者が抱えている可能性がある」と判断すれば，**“患**

表1 在宅医療で家族が立ち会う背景

①患者に“ADL低下”があり，“家族による身体補助”が必要
②患者に“認知機能障害”があり，“患者が医師からの説明・指示を理解すること”“患者の意思決定”に対し家族によるサポートが必要
③患者に“言語機能の障害”があり，“患者が医師へ意思表示・情報提供すること”に対し家族によるサポートが必要
④患者への“精神的・情緒的なサポート”が家族により必要
⑤患者への“サポートの必要性は低い”が，家族が診療へ参加することを希望

（文献1，2を参考に作成）

者-医師コミュニケーション”の場も考慮します．ただしそのためには，多くの場合では患者が療養する場から家族に退出してもらうこととなるため，“患者-医師コミュニケーション”の必要性を家族へ適切に説明する必要があります．

さらに，“家族が患者の前で聞き難かったり言いにくいこと”がある場合，たとえば“家族と医師の間で看取りに関する具体的なやり取り”を行う際には，**例外的に“家族-医師コミュニケーション”の場も設定せざるを得ないこと**があるでしょう．これは，訪問を終え患者宅を後にする際の“廊下・玄関での家族への一言”で効果的に行うことが可能な場合もあると思います．

これらの場を設けるかは，患者・家族の背景はもちろん，“患家に患者が療養する以外の部屋があるか否か”という物理的問題を含めケースバイケースの面があります．そのため一般化はできず，在宅医療におけるコミュニケーションに難しさがある由縁ですが，看取りなどの重大な局面への介入の一種であるといえ，やりがいと表裏一体であると思います．

TIPS

- **在宅医療のほとんどでは家族が付き添うことで診療の効率が上がるが，“家族-医師コミュニケーション”が中心となってしまい，患者中心の診療から遠ざからないように注意しよう！**

文献

1) Ishikawa H et al : Physician-elderly patient-companion communication and roles of companions in Japanese geriatric encounters. Soc Sci Med **60** : 2307-2320, 2005
2) Schilling LM et al : The third person in the room, frequency, role, and influence of companions during primary care medical encounters. J Fam Pract **51** : 685-690, 2002

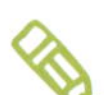

コラム5 こんな事例も… エアコンと“おもてなし”

80歳代男性．脳梗塞後遺症でベッド上生活．2人暮らしで妻が熱心に介護していた．マスコミで熱中症が頻繁に取り上げられる今日．ケアマネージャーも介護士も訪問看護師も，訪問の度に水分摂取を指導．エアコンがないので，遠方の息子に連絡して設置してもらった．訪問時，部屋はいつも涼しい状態だった．

蝉しぐれの暑い昼下がり，「おじいさんの様子がおかしい」と連絡があり往診に向かった．意識レベルの低下があり救急車を要請．結局“熱中症”であったが，それは担当医には予想外の診断だった．

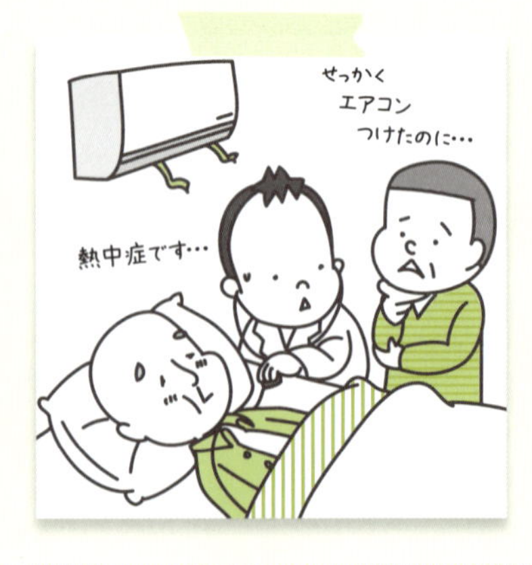

日本救急医学会の「熱中症診療ガイドライン 2015」[i)] によれば，高齢者は“熱中症弱者”であり，独居，要介護者，基礎疾患，降圧薬・利尿薬・抗精神病薬の服用は，熱中症による入院や死亡の危険因子です．また，高齢者は熱に対する感受性，体温調節能が低下し，エアコン未使用者および非設置者の重症度は高い傾向にあります．さらには「高齢者はエアコンを設置しているにもかかわらず使用を控える傾向にある」とも記載されています．

患者やその家族から「うちは夏でも涼しいからクーラーなんていらない」という言葉をよく聞きますが，実際に訪問すると汗がふきだす暑い部屋だったりします．対策の一つとして，ベッド脇への室温計の設置をお勧めしています．“注意”“危険”などのアラーム付き熱中症計［WBGT（暑さ指数）が測定可能］もあります．

今回の事例の患者宅では，実はエアコンを医療・介護スタッフの訪問前にオンにし，帰るとオフにしていたそうです．ケアマネージャーや介護士たちから「そういえば連絡なしに訪問すると部屋が暑いことがあって…」との話があり，原因が判明しました．

クーラーは“ぜいたく品”だし，“自分は暑く感じない”から必要性を感じない，ということだったのでしょう．もちろん認知機能の低下や虐待の徴候はありませんでした．“使っているふり”ではなく，純粋にその使用は“訪問者へのおもてなし”だったのではと筆者は思っています．

「外は暑かったでしょ，涼んでいってくださいね」

ベッド脇には，その後息子からプレゼントされた室温計がありました．

文献

i）日本救急医学会：熱中症診療ガイドライン 2015，2015．http://www.mhlw.go.jp/file/06-Seisakujouhou-10800000-Iseikyoku/heatstroke2015.pdf（2018 年 3 月閲覧）

Case 15 サービスをやめたい本当の理由は…

80歳代男性

腰部脊柱管狭窄症のため対麻痺があり，70歳代の妻と2人暮らし．要介護3．室内では車椅子生活．移乗は一人でできるが，失敗して床に落ちることが何度かあった．週に1回デイサービスを利用している．看護師や薬剤師の訪問サービスを以前提案されたが，本人が「自分と妻でなんとかなっているから，いらない」と言い導入されていない．

訪問診療中には，本人から“歩けるようになること”を期待するような発言が何度かみられた．

アセスメント

ADLをより向上させるために，訪問リハビリテーションの導入を提案することにした．訪問看護師や訪問薬剤師を勧めた際には本人に必要性をわかってもらえなかったが，今回は本人が歩くことに意欲的であり，導入できると考えた．

その後の経過

本人・家族に訪問リハビリテーションを提案すると，「そんなのは自分でできるからいらない，デイでもやっている」と言われた．医師は「自宅でリハビリをすることでベッドからの移乗など実践的な練習ができる」と説得しようとしたが，「動けないのは歳のせいだから仕方ないんだ」と怒ってしまった．医師はあきらめて経緯をケアマネージャーに伝えたところ「実はお金に困窮していて，サービスをいれ

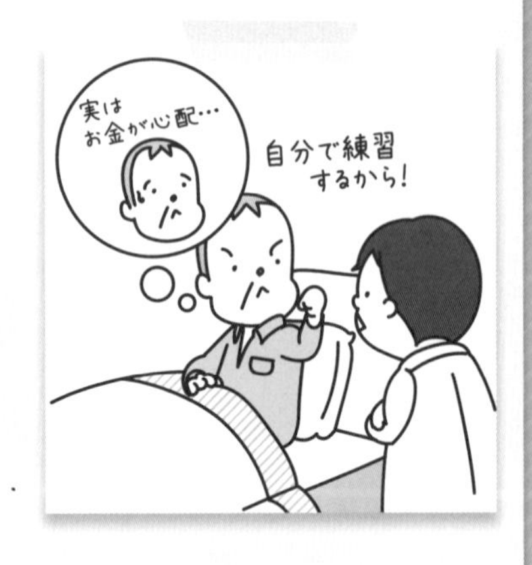

たくないんですよ」と教えてもらった.

A ここが落とし穴！

❶ 困っていることは何か？

患者のアウトカムを改善すると思われることに介入を試み，うまくいかなかった事例です．在宅医療においては訪問中に「このサービスをいれると，患者や家族の状況が今よりよくなるはず」と感じることがあります．患者や家族に新しいサービスを提案し，スムーズに導入できることもあれば，今回のようにうまくいかないこともあります．今回は患者から「歩けるようになりたい」という言葉を何度か聞き，それを患者のニーズと判断し，それを満たすために訪問リハビリテーション導入を提案しましたが，その際に**“なぜ患者が歩けるようになりたいのか”についてのアセスメントができていませんでした．結果としては患者の発言内容に対して表面的に解決を図ろうとして失敗しました．**

❷ 患者の言葉は本当の気持ちか？

患者の言葉が必ずしも本当の気持ちを表しているのではないことがあります．この事例では患者がサービス導入を拒否した理由として「そんなの（リハビリテーション）は自分でできるから（訪問リハビリテーションは）いらない，デイでもやっている」「動けないのは歳のせいで仕方ないんだ」と発言しています．しかしながらケアマネージャーからは金銭が原因でサービス導入を拒んでいたのかもしれないと告げられ，医師はそういう見方もあるのだとハッとしました．**患者が医師に本音を語らないことがある，**という認識は必要です（表1）.

表1 本事例における医師と患者の気持ちのズレ

	気持ち
医師	家で安心して長く過ごしてもらうために，いろいろなサービスを勧めているのに，いつも拒否される．今度も「歩きたい」って言うから，最良なサービスを考えて提案したのに，あんなに怒るなんて…，もうこれからは勝手にしてほしいよ
患者	今より動けるようになれば，移動のことで妻に迷惑をかけることも減る．好きな散歩もまたできるかもしれない．だからできるだけ自分で動こうとしているし，デイサービスに行ったときにはリハビリテーションを頑張っている．自分の体のこと，お金のことでも妻にはたくさん心配をかけている．将来自分がいなくなった後も，妻には安心して過ごしていてほしい．なのに，この医者は全然こちらの気持ちをわかってくれない

POINT

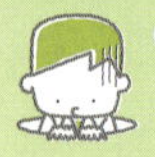

◎患者が本当に困っていることを把握しないまま，患者が発言した内容について表面的な解決を図ろうとしたら反発された．

B よりよい在宅医療のための Next Step

❶ 患者が困っていることは具体的に探る

何か介入をする際には，**患者が実際に困っていることを明確にしないと十分な解決にはつながりません．** 今回度々患者が「歩けるようになりたい」と訴えていたことが，「歩けないことで妻に迷惑をかけてしまう」や「歩けるようになって散歩に行きたい」などの理由を背景としていることがはっきりしていれば，医師の介入の仕方もより具体的になり，患者も受け入れやすくなっていたかもしれません．

❷ 患者が真実を語っていないかもしれないと感じるとき

患者の自己決定は，さまざまな配慮のもとに下されるもので，本人の希望

とは必ずしも一致するものではありません[1]．この事例で患者は，**妻へ介護面や金銭面で負担をかけたくない**という想いがありました．サービスを提案しても患者に受け入れられなかったときには，医療者側の説明不足，患者側の理解不足，認知症といった問題のほか，はっきりと言いたくないけれど明確な理由を患者が抱えている可能性を考慮します．

在宅医療では，特に患者や家族はお互いの存在に配慮しながら発言します．患者は“家族に迷惑をかけたくない”という気持ちがあっても，それを表立って語ることは少ないと思われます．解決には，患者の真意をうかがうための時間を設けたり，親しい家族と“患者が本音を語っていない可能性”について話し合ってみるのもよいかもしれません．

また，金銭面のことのように，患者がこれは医師に言っても仕方がない，もしくは言いたくないと思うような事柄もあるかもしれません．

問題解決を図ろうとしてうまくいかなかった際には，医師を含めた単一の職種では限界がある可能性があります．多職種の視点や能力を生かすことで，想像もできないような問題点や解決方法が抽出されるかもしれません．

TIPS

- **介入をするときには，患者が“本当に困っていること”は何かを探索しよう！**
- **サービス提供を断られたときは，言いたくないけれど明確な理由を患者が抱えている可能性を考慮しよう！**

文献

1）和田忠志：本音を語らない患者について．治療 **95**：299-301，2013

Case
16

自宅で看取るはずが救急車を呼んでしまった！

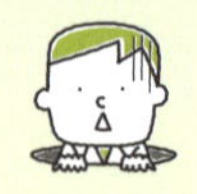

90歳代女性

脳梗塞の後遺症で寝たきりであり，挨拶程度の簡単なやり取りしかできない．全介助下で経口摂取．70歳の娘が熱心に介護している．本人は元気なときから「病院は嫌い．延命しないで，最期は自宅で過ごしたい」と周囲に話していた．徐々に経口摂取量が減ってきたため，家族，親族を呼んで状況を説明し，本人の希望を尊重して延命処置はせず，自宅で看取る方針となった．その後，食事量はさらに減少し，1日数口のみで寝ていることが多くなったため，最期のときが近づいていることを家族へ伝え，会わせたい人への連絡を勧めた．また，変化があればいつでもクリニックへ連絡するよう説明した．

アセスメント

「本人の意思，家族の意思は確認できた」「家族へ看取りの準備をするよう促したし，訪問看護師とケアマネージャーにもあと数日，と連絡して看取りの準備を指示した」「あとは最期のときを待つだけだ」と考えていた．

その後の経過

翌々日，突然救急隊から連絡が入り，「心肺停止の患者です．先生にかかりつけの患者のようですが…」．娘によると呼吸の止まった母親をみて頭が真っ白になり“119番”をダイヤルしてしまったとのこと．救急隊に事情を説明し，搬送を中止して待ってもらい，急いで往診して死亡確認を行った．

搬送は
中止で…
家族から
要請がありました

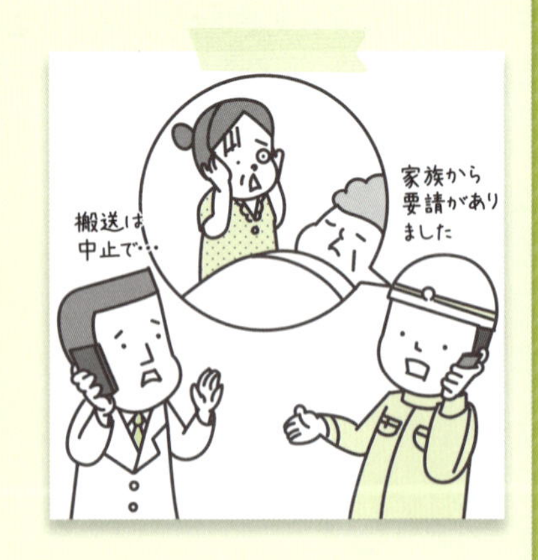

Ⓐ ここが落とし穴！

❶ 看取りの準備は十分だったか？

「蘇生処置を行わない」(Do Not Attempt Resuscitation：DNAR) の方針であるにもかかわらず救急車要請となる事例が近年報告されています．理由はさまざまですが，今回の事例は**表 1**[1)]の項目に当てはめると，“看取るための準備ができていない家族”“動転する家族”“何かあったときは救急車を頼る家族”にあたるかもしれません．看取りの時期になると，家族は不安が強くなり，気持ちが揺れやすくなります．そのため，頭が真っ白になってしまって説明された内容を半分も覚えていない，ということは珍しくありません．また，「あと数日です」と厳しい予後を伝えてもなかなか理解してもらえず，結局臨終に際して「こんな早いとは思ってなかった」となることがあります．医療者にとっては死に立ち会うことは珍しい経験ではありませんが，**家族が死の現場を経験していることは少なく，“自然な経過”や“死を前にして起きる変化”を，家族が実感をもって事前に理解することは困難です**．また，「この決断でよかったのだろうか」と最後まで迷っていることも少なくありません．

型通りで一方通行の説明や意思確認では，家族の理解や受容が不十分になりやすく，その準備不足の状況に医療者が気づいていない場合，理想の看取りとは程遠い結果につながりかねません．“家族に寄り添う”とよくいわれますが，不安のひとつひとつに丁寧に答え，病状・経過の説明を理解できているかきちんと確認し，揺れる気持ちを言葉にしてもらい，共感を持って一緒に悩み，考えるといったことは，忙しい診療と限られた訪問時間の中で対応するのは困難にも思えますが，省くことはできない過程だと思います．

❷ 動転したときの対策をしていたか？

死を目の前にすると医療者でさえも慌てることがあります．ましてや看取りの経験がなく，非医療者である家族の場合，いざ目の前で呼吸が止まるのを見ると，気が動転してしまうような事態は十分起こりうるのです．とっさに思い浮かびやすい“119 番”で救急隊を要請してしまうことがあるため，**電話口やベッドサイドに診療所や看護ステーションの電話番号を目立つように掲示しておくこと**をお勧めしています．また，夜間や早朝などは家

表1 DNAR意思表示のある終末期がん患者が臨死時に救急車要請となった理由

看取りのための医療支援が不十分	①看取るための準備ができていない家族 ⇒医療者からDNARや看取りについて十分な説明や支援を受けていない ⇒看取るための相談や準備が家族内でできていない ②看取りのための未整備な医療システム ⇒24時間往診可能な医療体制がない ⇒往診可能な距離にかかりつけ医がいない ⇒定期的に通院していないためかかりつけ医がいない
家族の動揺	①DNARの意思が揺らぐ家族 ⇒家族に気持ちの変化が起きる ⇒家族が蘇生を期待する ②動転する家族 ⇒家族が動転する
在宅死を避けたい家族の思い	①世間体を気にする家族 ⇒家族が在宅死に対する地域社会の反応を気にする ⇒家族が自宅に警察が来ることを避けたい ②身内の反応を気にする家族 ⇒身内内でDNARが周知されていない ⇒家族が身内に救急車要請を促される
救急隊に頼れば何とかなるという認識	①何かあったときは救急車に頼る家族や意思 ⇒何かあったときは119番という住民感情がある ⇒相談された主治医が指示する ②救急隊に判断してほしい家族や医師 ⇒家族が事件性がないことを救急隊に確認してほしい ⇒医師が救急隊に病状を判断してもらうために指示をする ③適切に判断できない家族や介護施設職員 ⇒家族や介護士がDNARおよび臨死状態を理解できない ⇒介護施設看護師が自信を持って死亡を判断できない
救急車の役割に対する認識不足	蘇生処置をせずに救急車搬送が可能という認識の住民や医師

（文献1より作成）

族が診療所や看護ステーションへ電話することに遠慮や抵抗感を感じる場合があるため「救急車を呼ばないで，遠慮なくクリニックへ連絡をください」との一文を加えるのもよいでしょう．「呼吸が不規則になったら…」など具体的に電話するタイミングを書いておくと，早めに連絡がもらえて医療者側も準備ができます．

POINT

◎**在宅で看取るための準備が足りず，家族が死を前に動転し，救急隊を呼んでしまった．**

B よりよい在宅医療のための Next Step

❶ 家族への詳細かつ具体的な説明と，理解の確認は必須！

患者の家族には予後予測や予想される経過，臨死期の変化，それぞれの対応の仕方について，**具体的に詳細に説明しましょう．**そして，どこまで理解してもらえたかについて必ず確認することが大切です．

❷ 死を現実のものとして考えてもらう

死を話題にすることは，本人にも家族にも，そして医療者にとっても避けたくなるものですが，看取りを行うには正面から向き合うしかありません．患者のこれまでの生き方から始まり，在宅療養に至るまでの経緯，DNAR を選択した過程を確認しながら，**最期を迎える日までの準備について話をしてみましょう．**たとえば，親しい人たちに最後の挨拶に来てもらうよう連絡したり，死装束をどうするか考えたりすることで，これまで曖昧だった死の瞬間がすぐそこまで近づいてきたことを，実感を持って理解しやすくなります．そうすれば，呼吸が止まった最期のときに臨んだ際にも慌てずに対応しやすくなります．

❸ 多職種で家族に寄り添う

自宅を訪問した際には，本人についてだけではなく，**家族のからだやここ**

図1 パンフレットの一例

緩和ケア普及のための地域プロジェクト OPTIM で作成された「看取りのパンフレット」.
ホームページより無料でダウンロード可能です.

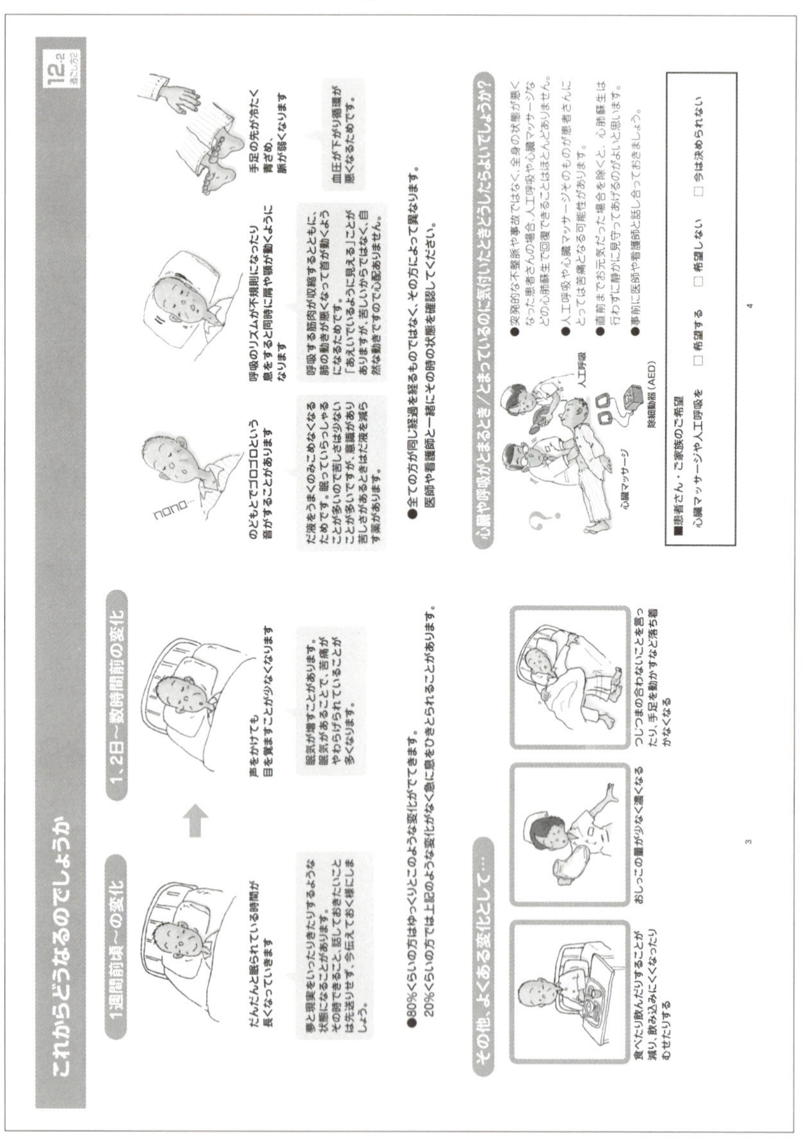

［緩和ケアプログラムによる地域介入研究班.「緩和ケア普及のための地域プロジェクト：OPTIM study（厚生労働科学研究がん対策のための戦略研究）」. 看取りのパンフレット. http://gankanwa.umin.jp/pdf/mitori02.pdf（2018年3月閲覧）より許諾を得て転載］

ろの状態へも心配りが必要です．死を実感することは別れの準備になりますが，同時に非常につらいものでもあります．心身ともに変調をきたすことがあり，予期悲嘆に対する注意やケア[2)]が必要になることがあります．本人や家族はそういったことを医師には直接話さないことも多いため，訪問看護師やケアマネージャー，ヘルパーなどと密に連絡を取り合い，変化を見逃さないようにしましょう．また，家族の不安や病状への質問，介護の疑問にスタッフがそれぞれの立場から丁寧に対応することで，家族の安心につながります．しかし，チームとして意思統一できていないと，かえって不信感や不安が生まれることになります．さらには「訪問したスタッフが方針を知らずに慌てて救急車を呼んでしまった」というケースもあるため，方針をチーム全員に周知徹底させる必要があります．会議，電話，FAX やメール，連絡ノートなどのほか，クラウドシステムを利用した多職種連携のツールを用いる地域も出てきました．

❹ パンフレットの活用（図 1）

口頭で説明するだけでは理解が不十分になることは前述した通りですが，走り書きのような医師の説明メモを渡すよりも，わかりやすい文章やイラストでまとめられたパンフレットの活用がお勧めです．イラストを見せながらの説明だとわかりやすいのはもちろんですが，後から繰り返し読めることが大きな利点です．家族は心配になったことを調べたり，何度も読んで理解を深めたりすることができます．筆者が所属する診療所ではパンフレットを，前述の緊急連絡先プリントや症状ごとに対応方法を箇条書きにしたプリントと一緒にお渡ししています．

TIPS

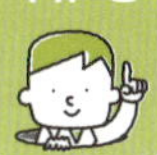

- **家族の看取りの準備には十分な説明に加えて，パンフレットや掲示物の活用がお勧めです．家族の心身のケアも忘れずに！**

文献

1）鈴木幸恵：蘇生処置を行わない（DNAR）意思表示のある終末期がん患者の臨死時に救急車要請となる理由．日プライマリケア連会誌 38：121-126，2015
2）浜野　淳：家族にどう寄り添っていくか？　G ノート 1：366-374，2014

Case 17 「自宅が一番」？

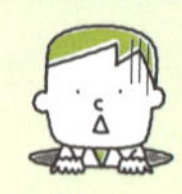

60歳代男性

独居，廃用によるADL低下，心不全あり．ケアマネージャーからの依頼で訪問診療を開始した．ケアマネージャーからは「驚くかもしれません…」と事前に忠告を受けていた．

山奥の家に入ると，玄関にはビールケースが積まれ，ムカデの死体が転がっていた．変わったニオイが鼻をつく．風呂場には使用済みオムツが堆積し，布団には何かのシミがたくさんついて，手をつくと少し湿っぽい．「カサカサ」と生き物の音が聞こえる．小動物？のフンがところどころ落ちていて，畳の上には焼酎パックと食べかけの弁当，空き缶の中にタバコの吸殻が見える．なぜか金属バットとモデルガンが置かれていたが，その理由は聴き出せなかった．

男性の母は2ヵ月前に精神科に入院．以降「帰ってくるまでこの家を守る！」と，男性は頑なに独居を続けていた．

アセスメント

当初は訪問しても「何しに来た！」と追い返されていたが，次第に信頼関係ができ，来訪を心待ちにしてくれるようになった．長谷川式簡易知能評価スケール（HDS-R）も異常なく，妄想幻覚もなく話も理路整然としており，孤立はしているが精神疾患はないようであった．学歴は大学卒とのことで，時には驚くほど理知的な会話もできた．本人も交え担当者ケア会議を開いたが，本人は急死の可能性も勘案したうえで「家がいい，どこ

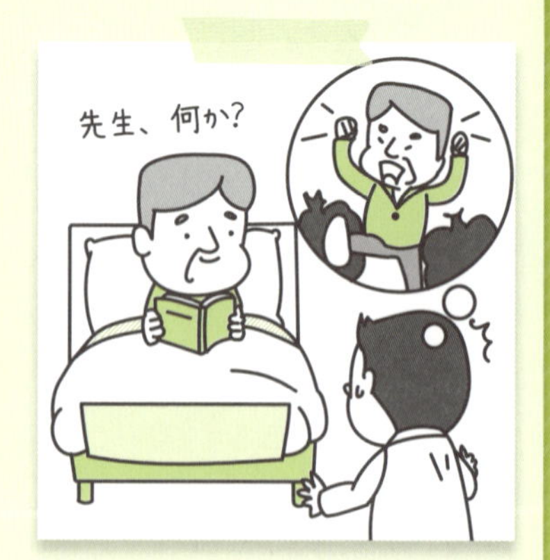

へも行かない」と発言した．ケアマネージャー，ホームヘルパーからは「施設入居を説得してください」と何度も言われたが，医師は他職種に「本人の意向が一番である」と丁寧に説明し，よいとは言えない環境であるが自宅生活の継続を支持していた．

→その後の経過

きっかけはホームヘルパーだった．本人が過去に傷害事件を起こしたことがわかり，部屋に武器となるものが置いてあることも重なって，事業所側がサービス継続に困難を示した．少ない男性スタッフをやりくりして訪問していたが，そのスタッフも疲労がたまったため，一時的なショートステイ利用の提案があった．ケアマネージャーも，この機会に自宅の一斉清掃を行いたいと賛成．医師はしぶしぶではあったが，2 週間のショートステイ利用を本人に勧めることを了承した．

足取り重く自宅へ向かったが，本人からは「いいよ」とすぐに返事があり，拍子抜けした．さらにショートステイが終わる頃には，本人から「もうしばらくここで過ごしたい」との発言があった．結局そのまま，老人ホームへの入居となった．

入居し 1 ヵ月を過ぎる頃には，笑顔も増えて歩行も安定し，アルコールも武器もいらなくなり，会話も穏やかになった．定期訪問すると，きれいに片付いた部屋で，コーヒーを片手に文庫本を読んでいた．診察終了時には玄関まで見送りに来て，「ありがとうございました」と頭を下げた．1 ヵ月前とのあまりの変わりように，医師は首をかしげるばかりであった．

A ここが落とし穴！

❶ 自律性と安全性のトレードオフ，だったはずが…

意思決定の基本の一つに，自律性の尊重があります．医師の意見と反することであっても，本人の意思は尊重されなければなりません．ただし時には それが，本人の安全を害する可能性があります．今回のケースは，施設のほうがより安全で快適な生活を送ることができると当初から予見されましたが，本人はそれを拒否していました．

他にも，がんの治療を受けたほうがよいのに拒否する場合，リハビリテーションを行ったほうがよいのに嫌がる場合など，安全性や医学的利益と本人の自由意志が相反することはよくあることです．本人の自律性を優先し，安全性の低下をやむなしとする決定は，在宅医療に携わる多くの医師が経験したことのあるジレンマではないでしょうか．

自律性，安全性の対立を起こす決定が下されるときに，本人と医師の意見が違う場合．このパターンは，厄介だと思いがちです．しかし実は，**本人と医師の意見が一致したパターンのほうが，状況によってはかえって危険**だと筆者は感じています．

本人と医師の意見が違う場合は，医師は繰り返し本人の意思を確認するでしょうし，必要な情報を提供したり，多職種の会議などを通じてさまざまな側面から今後のケアを検討するはずです．

しかし本人と医師の意見が同じ場合は，そこで思考が停止し，その後の検証や確認を省略してしまいがちです．実際に今回の事例も，本人が「施設で過ごしたい」と言い出すまで，医師は「自宅が一番なのだ」と信じて疑いませんでした．**本人の価値観に沿っているつもりが，変化する本人の気持ちを感じ取れず，医師の価値観だけで動いていた**わけです．自律性を守るために安全性を犠牲にしていたはずが，いつの間にか，自律性も安全性も犠牲にする倫理的に許されない方針決定になっていた．そのことに，この事例の怖さはあります．

❷ 万物は流転する，意思もまた流動する

確固たる意思というものは存在しません．経験や対話，知識や感情によって，常にゆらぎ変遷するのが意思です．

本人の意思，家族の意思，医療従事者の意思．これらはそれぞれ単独で存在するというよりも，お互いに影響を与えながらシステムとして作用し，その結果，また新たな本人の意思を生み出していきます．新たに注ぎ込まれた知識，ふと浮かび上がる記憶，波のように変わる感情も，システムを揺さぶり泡立て，決めたと思っていた意思を覆い隠しては，また新たな場所へ浮き上がらせます．

この患者の場合も，ショートステイの経験が，それまでの意思を真逆に変

えてしまいました．患者の意思を尊重するには，その弱さ，変わりやすさも視野に入れる必要があります．

皆さんのなかに，自分の意思決定は常に自分一人だけの考えで，ほかの何からも影響は受けず，多少のことでは変化しない！と断言できる方はおられますでしょうか？**意思決定とは，能動的，決定的というよりも，自然生成的，変動的なもの**なのかもしれません．

人生の終末期を左右する意思表示が，事前指示書からアドバンス・ケア・プランニング（148 ページ参照）へと変遷してきたのも，意思というものが固定された過去の記載内容とは別物の，“生き物”だからなのかもしれません．

私たち医療者は，変わりゆく意思と常に向き合い，また未来の意思変化の可能性を常に開いていく必要があります．それが，その人の自律性を尊重するという作業であり，その人の可能性を信じているというメッセージになるのです．

POINT

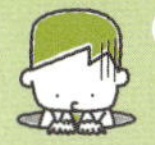

- **患者の意思変化の可能性を考えず，医師の意見にたまたま合致した意思表示を，永続的なものと思い込んだ．**

B よりよい在宅医療のための Next Step

❶ 意思を繰り返し確認するということ

“察するのが大事”という文化に属していると，意思を繰り返し言葉で確認するのは，なかなかためらわれます．

また，繰り返し訊くこと自体が，「今の方針から変更しろ」と医師から患者に迫っているのではと誤解を招く可能性もあります．

それでも，私たちは繰り返し確認していく必要があります．では，どうすればよいでしょうか？

「家か，施設か」その意思を再確認したいときに，決断を迫るかたちはお勧めできません．「どちらがいいですか？」と聞かれることそのものが，患者にとって不快な侵襲となりうるからです．

そもそも乞われて意思を明言することは，概ね他人のための行為で，本人にとっては気持ちの悪いことが少なくないのです．子どもの頃，「大きくなったら何になる？」と聞かれること自体が苦手だった人もいるでしょう．自分のなかにあるさまざまな気持ち，未来に対する不確定性を，確定のかたちで外に出す，それは可能性を捨てると同時に，その決断に付随する将来の不利益を，一手に引き受ける宣言ともなります．

人によっては，まだ整理がついていない，表出もできていない自分のなかの気持ちの一部を捨てさせられ，言質を取られ，将来の不利益の責任者に任命させられるような，そんな気持ちになる場合があります．特に，専門家から決断を迫られる場合や，決断のための十分な情報を持っていない，理解が十分でないと感じる場合には，決断へのプレッシャーは大きいものです．

繰り返し確認することは大事です．ただ，その確認方法は同時に，患者のケアに，サポートになっているでしょうか．医療者側の安心のために，患者を傷つけていないでしょうか．

意思を確認するプロセスがそのまま，患者のケアでありサポートになっていること．それが，繰り返し確認する場合に大切なことのようです．では，どのように実現できるのでしょうか．

❷ 患者の意思をどう確認するか？

最近は，“オープンダイアローグ”（フィンランドで開発された対話による精神疾患治療）などで対話の重要性が注目を浴びています．この“対話”にこそ鍵はあると思います．**決断を迫るのではなく，とつとつと，質問と対話を続ける**．今までこの家でどんな生活，歴史があったのか，ほかにどのような環境で過ごしてきたのか，病院や施設にどんなイメージを持っているのか，自分の将来にどのような希望をもっているのか，医療者にどんな印象を持っていて，どのようなことを頼みたいのか，今までの決断はどんな気持ちで行ってきたのか，そして今，自分の選ばない道のほうには，どのような未来を感じているのか．その対話のなかのあちこちに，患者の人生と価値観を感じ取れるはずです．

人の気持ちや意思は，「Yes」と「No」の２つにきっぱり分けられるものではありません．Yes のなかに No があり，No のなかに Yes がある．その両方の表出があって初めて，医療者と患者は共通の理解基盤に立てますし，共に責任を分かちあいながら，ケアとしての意思表明ができるのではないでしょうか．

TIPS

- **患者の持つ可能性を広くとらえ，患者の自己決定を，必要な情報提供とそれによる意思変遷も含めて支え続けよう！**
- **患者や多職種との対話を通じて，患者の価値観を感じ取る努力を続けよう！**

コラム 6 “価値観”という巨象を撫でる

対話のなかからにじみ出る，患者の価値観．ところで，価値観とは何でしょう．それは，たとえば文字や数値にしてカルテに書き込み，医療チームのなかで共有できるものなのでしょうか．

愛に香りやかたちがないように，価値観も目で見たり，写真に撮ったりはできません．それでも人々の心のなかに愛や価値観はある，と皆が言います．見たこともないのに？ どうしてでしょうか．

価値観は「物事の善悪や好き嫌いなどの価値を判断する際の，根底にあるものの見方」と説明されています．ある人が，出来事「1，2，3」に対して，発言や行動「い，ろ，は」を起こしたとします．この際の「1，2，3」と「い，ろ，は」の間にはブラックボックスがあるわけですが，そこに共通する規則性を見出して“その人の価値観”と私たちは呼びます．そして，未来に出来事「4」が起きたとき，その人がどう行動するかを推測するのです．よりよいケアは，より確かな推測から生まれます．それゆえ，ケア提供者は人の価値観を知りたがるのです．

実体として触れることはできないけれど，「ある」と考えたほうが，その人の行動や意思の推測がしやすく，説明がつきやすくなる便利なもの…．それが，愛や価値観という概念の役割なのだと思います．

価値観は，本人にとってもブラックボックスです．「価値観を教えてください」と聞かれて，スラスラ答えられる人はほとんどいません．自分が，好き嫌いを決めるときにどんな規則性を持っているのか，新たな状況に置かれたときにどのような決断をするのか．本人にとっても推測の域をでないのが価値観です．周囲の人にとっても同様です．なので，その人がどのような価値観を持っているのかは，“見る人によって答えが異なる”のです．A さんが感じる自分の価値観と，B さんが感じる A さんの価値観，C さんが感じる A さんの価値観は，みな少しずつ異なっています．しかも，“本人の意見が正しいというわけではない”のが難しいところです．

ここで注意したいのが，独りよがりな“価値観の決めつけ”です．自分だけの経験と感性で，A さんの価値観はこうだ！と決めつけてしまうと，今回のケースのように肝心なところで間違ってしまいます．それを防ぐためには，さまざまな人と話し合いながら，その人の価値観について認識を修正し，補強する必要があります．

価値観は，人生の積み重ねからくる巨大で複雑なものです．かたちのない価値観をなんとか言葉にしようと，“群盲象を撫でる”ように，私たちは日々患者と向き合っています．巨象を前に，耳にふれた盲人は「ペラペラだ！」と話し，足に触れた盲人は「太くて硬い！」と話します．愚かなようではありますが，その小さな誤解の積み重ねの先に，価値観という巨象は姿を現すのです．

ペラペラ
じゃな
価値観
見る人に
よって答え
が異なる
みたいだけど…
太くて
硬いのぉ

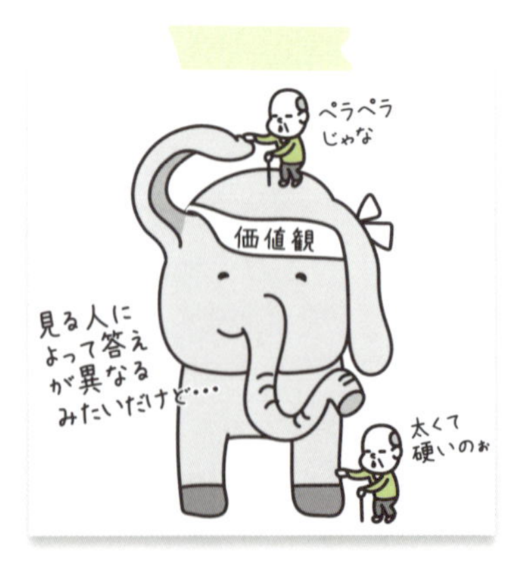

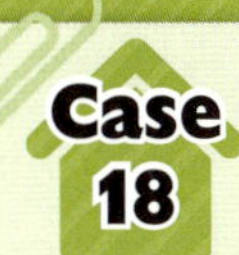

医学生の同行は当たり前のこと？

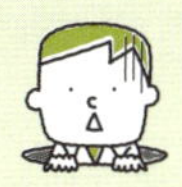

70歳代男性

脳梗塞後遺症・腎細胞がんの術後で，通院困難となり，訪問診療が開始された．認知機能は保たれていて，ADLも自立している．妻と2人暮らしである．

初回の訪問診療の際に，医学生などが実習の一環として訪問診療に同席する場合があることを患者本人・妻に説明し，同席の同意を得ていた．訪問診療開始後，病状は落ち着いていたこともあり，毎回1～2人の医学生や研修医が訪問診療に同席していた．

半年ほどたったある日，訪問看護師から「(患者の妻が)『医学生が一緒に来るのは遠慮してほしい』と言っているので，配慮してもらえないか？」との電話があった．

アセスメント

医学生や研修医は血圧などのバイタルサインの測定や簡単な医療面接に従事していた．実際の治療方針の決定や病状説明などには参加しておらず，診療時間も通常の訪問診療と大きな差異はなかったため，患者の真意をはかりかねた．そのため，次回の訪問診療時に改めて患者本人の意向を確認することとした．

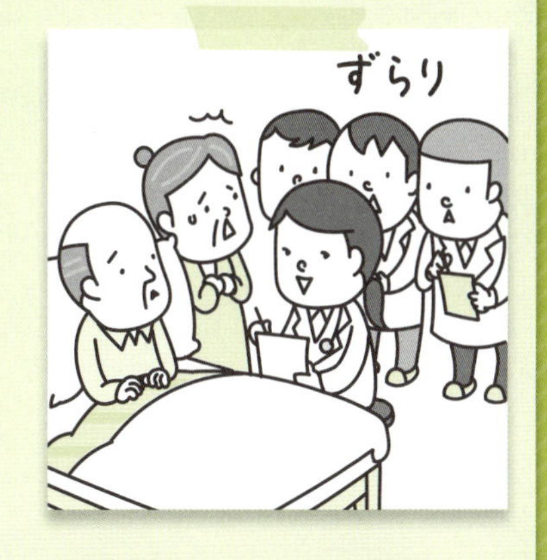

➡その後の経過

患者本人も「先生たちにはお世話になっているから，言いにくいんだけど…」と理由は明言しなかったが，医学生の同席は避けて欲しいとの発言が患者からもあったため，以後はその意向に沿うこととなった．

A ここが落とし穴！

❶ 在宅医療実習の効果と害

近年，卒後教育（研修医教育など）のみならず，卒前教育（医学生の臨床実習）においても在宅医療実習が行われることが増えてきています．“地域医療では往診が重要”との学びが得られたという報告があるなど，在宅医療実習には一定の教育効果があることが報告されています[1]．

外来や病棟における医学生の臨床実習では，“医療安全や医療情報の取り扱い方，診察技法などへの不安感から患者が医学生の診療参加を問題に感じる場合がある”との報告や，“医学生の存在や役割を明確に患者に示していくことが重要である”との指摘もあります．このように，さまざまな報告から“患者が医学生の実習参加を不快に感じること”や“患者・家族にとって望ましい医学生の実習とは何か”が明らかになっています[2-5]．一方，在宅医療においては“患者・家族にとって望ましい医学生の実習”は未だ不明な現状です．**ただ，在宅医療は患者宅という患者の生活空間で行われる医療であるため，その教育・研修は患者・家族に“一定の負担”をかけている可能性が十分あり，“患者が医学生の実習参加を不快に感じること”があり得る**と考えられます．そのため，在宅医療実習では“患者・家族が不快に感じない”ように患者・家族に配慮する視点が医療機関内以上に必要不可欠です．

POINT

- **訪問診療開始時に，学生や研修医の同行について同意を得ていたが，訪問前に毎回確認することをせずに学生や研修医を同行させ，患者や家族を不愉快にさせてしまった．**
- **実際の治療方針の決定や病状説明には医学生が参加していなかったため，通常の訪問診療と大きな差異がないと考えてしまい，配慮に欠けていた．**

B よりよい在宅医療のための Next Step

❶ 患者・家族への説明と配慮

在宅医療実習として医学生などの実習生が患者宅へ同行する可能性がある場合には，訪問診療の導入面談や初回の訪問診療時などに，実習生が診療に同行する可能性がある旨を説明し，同意を得ておくことが望ましいと考えます．その際，**患者・家族に実習の趣旨や内容を十分に説明しておく**よう心がけます．また，診療参加型実習が想定される場合には，診療参加型実習についても説明しておきます[6)]．

そのうえで，実際に実習生が患者宅に訪問する際は，**その都度あらかじめ電話でその旨を伝え，改めて了解が得られた場合のみ同行させる**，というプロセスを経ることが重要です．

❷ 実習生への説明と実習での配慮

実習生には，事前に十分なオリエンテーションを行っておくことが理想的です．オリエンテーションでは，患者宅での実習生への説明が必要最低限で済むよう，**在宅医療についての説明はもちろんのこと，患者背景・病状などの説明も済ませておく**ことが望まれます．加えて，**挨拶や言葉使い，玄関での振る舞いのような在宅ならではの礼儀・態度，靴下を含む身だしなみなどの訪問時のマナー**についても説明しておくとよいでしょう．もし時間的に事前のオリエンテーションが難しい場合は，訪問診療への移動の時間を利用することも一つの方法です．

実際に実習生が訪問したら，学生を“学生”として明確に紹介し，学生自身からも自己紹介をしてもらいます．また，終了時にも学生から挨拶できるとよいでしょう．

そのうえで，実習生による医療面接や身体診察に時間をとりすぎない，患者・家族のプライバシーに配慮する，同行する実習生の人数に配慮する，なども重要な視点となります．

❸ その他の配慮

医学生の同行を不快に感じるものの，医師に遠慮して言い出せない患者・家族がいる可能性にも留意します．事前の説明の際に，医学生の同行を断っても不利にはならないこと，診療上の同意はいつでも撤回できることにも言及しておくことが前提ですが，看護師など多職種で患者・家族をフォローするよう心がけることも重要です．

ただ，何より重要なことは，実習生はもちろん，私たち医療従事者が，**患者・家族の協力のもと在宅医療実習が行えることに日々感謝の気持ちを持ち，それを患者・家族に伝えていく**ことだと思います．

TIPS

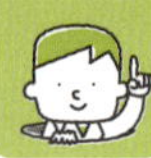

- **患者・家族に“一定の負担”をかけている可能性を考え，十分に配慮しよう！**

文献

1) 宮田靖志ほか：地域医療実習で学生は何を学ぶのか？ 医学教育 41：179-187，2010
2) 圓野大輔ほか：患者による当科の外来診療教育の評価．医教育 39：51-54，2008
3) 高水間亮治：診療参加型臨床実習についての一般市民の認識と今後の課題．産業医大誌 31：195-205，2009
4) 山上実紀ほか：患者は医学生をどう見ているのか．家庭医療 14：4-16，2008
5) 伴 信太郎ほか：学生実習に対する患者の受け止め方の検討．医教育 25：4-16，1994
6) 福井次矢，吉田素文：診療参加型臨床実習の実施のためのガイドライン．http://www.mext.go.jp/component/a_menu/education/detail/__icsFiles/afieldfile/2013/11/15/1324090_22.pdf（2018年3月閲覧）

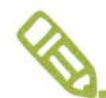

コラム7 こんな事例も… ただの“お茶”ではない場合

60歳代男性．妻と義母の3人暮らし．膵臓がんのため前医で加療を受けていたが通院困難となり，訪問診療を開始した．訪問診療後，患者の妻より「先生，お茶でも…」と誘いを受けることが多かったが，「お気持ちだけ…」とお断りしていた．ある日，いつも以上に強くお茶に誘われていると感じたため，「では…」とお茶を頂くことにした．すると，患者の妻から「夫と母親と両方の介護をしなければならないから，私も最近体調が悪くて…」などのお話があった．

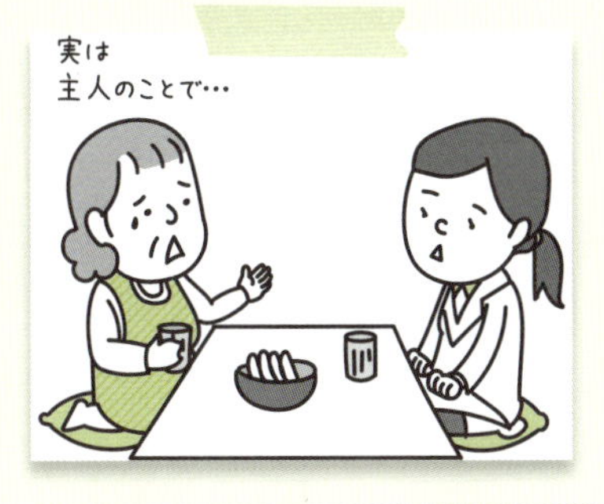

訪問診療の終了後，患者・家族からお茶に誘われることがしばしばあります．お茶に留まらずお茶菓子や軽食を用意してくださったりする場合には，応じるべきかどうか悩む場合も多いと思います．ただ，患者・家族のおもてなしの気持ちを受けることも時に重要ではないでしょうか．また，次の訪問診療などで時間がない場合には，お茶に応じたくても時間がないと考えがちです．訪問診療の患者さんやご家族とのお茶の時間には，どのような意義があるのでしょうか．

患者さんやご家族とお茶を飲む意義として，まず患者さんを前に，お茶を頂きながら部屋に飾られた写真などを見つつ昔話をうかがうのは患者さんの人と成りを知るうえでとても重要で，醍醐味とも言えるでしょう．時に，薬や入院に対する考えなど患者さんの医療に対する思いもよらない本音が聞かれるかもしれません．さらに，本事例のように，診療の場面では表出できないお話が“お茶”という場を通してご家族から聞かれることもあるでしょう．

訪問診療後のお茶については，患者さんやご家族の負担にならないような配慮がもちろん必要ですが，そのお誘いには背景を考えつつ臨機応変に対応するとよいでしょう．

第5章 多職種連携・医療機関連携

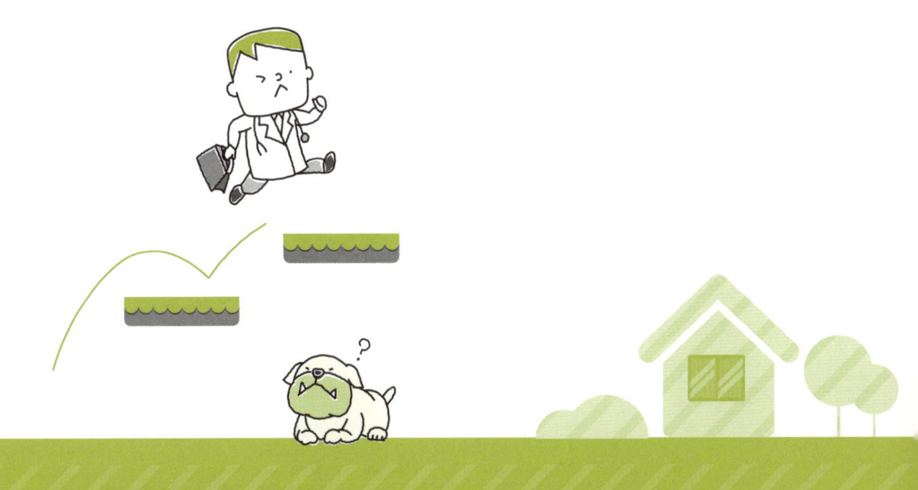

施設内の方針検討では…

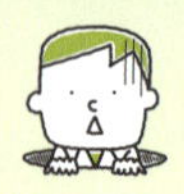

80歳代女性

数年前に脳梗塞を発症し，その後，自宅での生活が困難となり現在の施設へ入所していた．独身で身寄りなし．入所してから再度脳梗塞を発症．入所後も脳梗塞の再発や誤嚥性肺炎で数回急性期病院での入退院を繰り返し，寝たきり全介助の状態となった．今回再び肺炎で急性期病院へ入院し，退院後は在宅医療を導入することとなった．本人は会話はできず，意思決定能力は十分とは言えないが，徐々に食事量が低下してきている．これまでは，施設管理者が代理意思決定者としての役割を果たしてきていた．その施設管理者と相談した結果，今後施設で看取りを含めたケアを提供する方針となった．

アセスメント

意思決定能力が十分とは言えない患者の終末期の意思決定を施設管理者と相談し，ようやく在宅医療も導入できた．何度も入退院を繰り返し，施設職員も困っているだろうし，ようやくきちんとした方針を決めることができてよかったと思っていた．

その後の経過

在宅医療を導入して，訪問を重ねるにつれて，現場の施設職員から，「状態が変化したときの対応がわからない」「今後の療養について心配」などの声が聴かれるようになり，施設内での情報共有や意思統一がされていないことに気づいた．

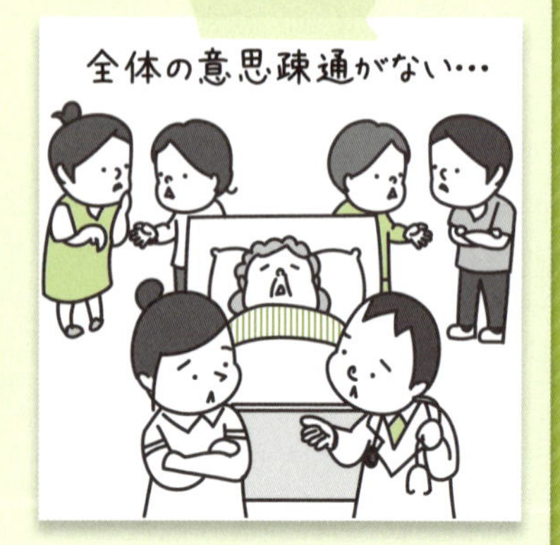

ここが落とし穴！

❶ 在宅医療や施設医療における情報の共有

在宅や施設での医療には，患者，家族だけではなく，さまざまな職種やその関係者が関わっています．特に施設ではスタッフが多数いて，全体でケアの方向性を共有していくことは大切なことです．治療，ケアの方向性を決めていくときに，この事例のように患者に家族がいない場合，決定内容が全体に共有されず，十分な検討がなされないまま進んでしまうことがあります．医療やケアはすべて関わっている人のなかで生まれているものであり，そこには患者をはじめさまざまな人の考え，価値観，思い，悩みがあります．そうなるとある方向性を向いていくときにその多様性を意識しながら，患者を中心に皆で考える姿勢を持つことが大事になります．その意味で患者の意向を知るために，本事例のように**施設内の看護師や介護士と在宅で関わる医療スタッフとの情報共有**は大切になってきます．

❷ 倫理的な問題であることの認識

この事例のような，家族が不在で本人の意思決定能力が十分ではない場合に，今後のケアについて話し合うことは倫理的な問題となります．これまではかかりつけの医療機関では，状態の変化があったときは救急車を呼んで急性期病院へ入院，ということが繰り返されてきました．しかし，施設を中心に今後医療，介護を提供しようとしている場合には，中心的なスタッフだけで決めるべきではありません．**周辺で関わっているスタッフも倫理的な問題であるということを認識し，意思決定や判断に関わる**ことは大切です．

そもそも，患者，家族，医療・介護チームにおいて，**患者にとっての最善に関する判断が一致しない場合や最善がわからない場合には，それは倫理的な問題として扱う必要があります．**この事例のような患者の意思がわかりにくい場合には，医療・介護チーム内の意見が一致しているか，最善と思える判断ができているかを考えてみる必要があるでしょう．

POINT

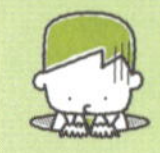

◎施設医療において関わっているスタッフ間での情報共有ができておらず，意見や思いはさまざまであることの認識が不足していた．

B よりよい在宅医療のための Next Step

❶ 施設医療において情報共有を行うためには

在宅医療を開始するうえで，施設にもともと入所していた患者であれば施設職員がよく状態を知っています．そのなかで，医療者側が施設での生活状況や本人の思いなどの情報交換をする相手のスタッフはある特定の職員になってしまう可能性があり，皆の意見を反映できていない可能性があります．また，その一方で医療的な視点，治療の意図がスタッフと共有できているかも心配になります．一方で，医療的な視点，治療の意図がスタッフに十分伝わっていないこともありえます．

特に看取りを視野に入れたケアの場合，状態が目まぐるしく変化する時期があり，最も近い距離で接している介護スタッフには不安や心配が多くなります．なかには状態の変化に慣れていないスタッフもいるかもしれません．

施設での看取り経験のあまりない場合，また今後の方針を決める際や何かしらの医学的介入をする際には，**関わっているスタッフが意見を出しやすいように多職種カンファレンスを開催したり，“臨床倫理の4分割法”（後述）を利用しながら皆で情報を整理し，検討していく**ことは有用です．

❷ “臨床倫理の4分割法”を使ってみる

この事例のように患者の意思決定能力の判断が難しい場合に，情報を共有しながら今後の方向性を検討していく方法として **“臨床倫理の4分割法”** を紹介します．まずはその事例について情報収集を行い，図1のように「医学的適応」「患者の意向」「QOL」「周囲の状況」と4つの軸に分けて，それぞれの項目についてその具体的事実や情報を記録していきます．すべての項目について検討し，全体像がある程度把握できたところで，倫理的に妥当

図1 臨床倫理の４分割法

具体的な情報を，以下のような「医学的適応」「患者の意向」「QOL」「周囲の状況」の４つの軸に分けて記録し，各事項についての倫理的判断を加えていきます．

■医学的適応	■患者の意向
1. 医学的な問題 2. 急性，慢性，重症，可逆的か 3. 治療の目標 4. 治療が成功する確率 5. 治療が奏効しない場合の計画 6. 医学的治療や看護ケアの利益と無害の程度	1. 精神的判断能力や法的対応能力の評価 2. 患者の治療への意向 3. 患者の利益とリスクについての理解，同意の有無 4. 対応能力がない場合の代理人の選定 5. 患者の以前の意向，事前指示の有無 6. 治療に非協力的である場合の理由 7. 患者の選択権についての倫理的に最大限の尊重
■QOL	**■周囲の状況**
1. 治療をした場合としなかった場合での通常の生活に復帰できる見込み 2. 治療が成功した場合，患者にとって身体的，精神的，社会的に失うもの 3. 医療者による患者の QOL 評価に偏見を抱かせる要因 4. 患者の状態と予想される将来像は延命が望ましくないと判断されるかもしれない状態かどうかの評価 5. 治療をやめる計画やその理論的根拠 6. 緩和ケアの計画	1. 治療に関する決定に影響する家族側の要因 2. 治療に関する決定に影響する医療者側の要因 3. 経済的要因 4. 宗教的・文化的要因 5. 守秘義務を制限する要因 6. 資源配分の問題 7. 治療に関する決定と法律の影響 8. 臨床研究や教育との関連 9. 医療者や施設側での利害対立

（文献１より引用）

な判断かどうかを検討していきます．

この方法は，倫理的検討のガイドとして使用することができます．施設での医療においては，在宅での医療以上に関わっているスタッフが多く，その分持っている事実や情報が多くなることもあります．そのため事例によっては事実関係が明らかになれば，容易に問題解決ができる場合もあります．実際にこの４分割法を用いて検討することで，コミュニケーション不足の解消につながったり，スタッフ同士の悩みを共有し，お互いの考えを理解することもできます．もちろん，倫理的なジレンマが解決されない場合もありますが，十分な検討がされていたか，不足した情報はないかなどを検討する場合にも有用です．

この４分割法の使用は，治療を検討する場合などさまざまな状況で使用することができますが，この事例のように医療職以外の多職種が関わる施設内診療において使用することは有用なアプローチの一つであると思います．

今回の事例では，施設管理者とも相談し，4分割法を用いた多職種カンファレンスを実施して，関わっているスタッフの意見を確認することにしました．病状や治療の確認とともに，スタッフからは，患者の人生，今までの思いなどについて多様な意見が表出され，さらには施設職員の悩みの打ち明け，また今後どのように関わっていくかについても意見交換を行うことができ，治療やケアについて皆で考えることができました．

TIPS

- 施設医療においてスタッフ間での情報共有することは大切！
- "臨床倫理の4分割法"を使うことは有用！

文献

1）Jonsen AR ほか：臨床倫理学—臨床医学における倫理的決定のための実践的なアプローチ，第5版，赤林　朗ほか（監訳），新興医学出版社，東京，p13，2006

コラム8 こんな事例も… スタッフが研修会に参加しない本当の理由は…？

外来で出会う患者に起こるさまざまなことは医療だけで解決しないことが多くあります．

地域包括ケアを進める旗のもと，地域で顔の見える関係を作るための勉強会が行われるようになった．自身の診療所でも地域のケアマネージャーを集めた多職種研修会を企画した．

はじめは，業務時間内でこちらの診療所の都合のよい時間をみて開催していたが，ケアマネージャーや訪問看護師が業務時間内で忙しく，なかなか集まれない事情がわかってきた．筆者はもう少し参加人数を増やしたいと思い，勉強会の時間を夕方の業務終了後に変更して勉強会を行いたいと担当看護師に相談を持ちかけた．スタッフ内で相談した結果，「開催してもよいが時間外では一部の人しか出席できない」と言われた．そして，実際に参加したのは看護師長だけだった．家族の事情で来られない人がほとんどだったが，残業代の出ない時間外の勉強会にそもそも参加する必要はないと考える人もいた．

筆者はどうしたらよいかと頭を抱え，みんなが積極的に参加してくれないのはなぜか，自分のリーダーシップの問題か，それともコミュニケーション不足かなどと悩んだ．個人のやる気がないと考えてしまい，なんとか職員を鼓舞しようと飲み会を開いたり，みんなで誕生日を祝ったりしたが，なかなか積極的に参加しようとする人は増えなかった．

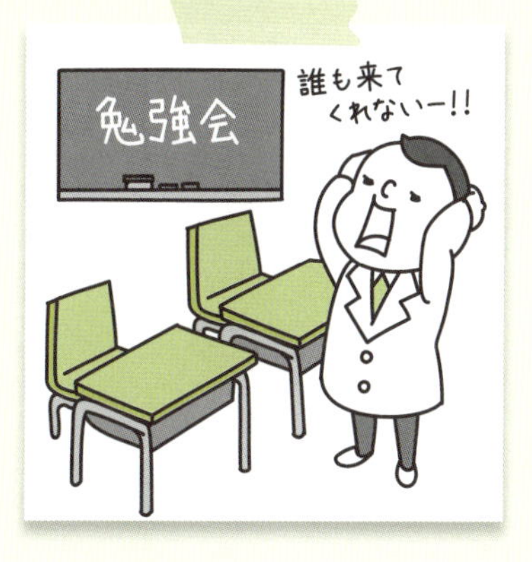

つまるところ，医師とその他のスタッフは働き方も違い，モチベーションも一人一人異なります．それを理解しようともせず一方的に押し付けるのは自分勝手な行動ととられてしまいます．この事例でもその後少しずつですが，スタッフ自ら地域の事情に合わせて時間帯を変えるなどの工夫をして参加者も増えてきたようです．医師個人の強い思いだけで物事を進めるのではなく，個々のスタッフ個人ができる範囲でできることをやっていくのがよいと感じた経験でした．

Case 20 情報が錯綜した理由は…？

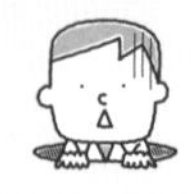

70歳代男性

直腸がん局所再発，仙骨部褥瘡で在宅療養中．前主治医の転勤に伴い新たに主治医となった2ヵ月間で，本人，および介護をしている妻とも良好な関係が築けていた．経過中に褥瘡感染を起こし，妻が希望したため入院での治療となった．デブリドマンと抗菌薬投与，体圧分散マットなどで褥瘡は改善傾向であった．その後，ケアマネージャーから「訪問看護師が褥瘡を見たいと言っている」と病棟に連絡があったこと，地域連携室で妻が「形成外科のある病院に転院も考えている」と話をしていたことを耳にした．

アセスメント

妻とは良好な関係を築いており，直接妻から形成外科の話などは聞いていなかったため，訪問看護師が勝手にそのような話を進めていると感じた．褥瘡処置を得意としている訪問看護師と聞いていたため，自分の目で今の褥瘡の状態を評価しようとしていたり，妻に形成外科への転院を勧めたりしている可能性を考え，訪問看護師と直接会って現状の共有と今後の方針のすり合わせが必要と判断した．

その後の経過

訪問看護師，ケアマネージャーと病院で直接会って話したところ，妻がデブリドマンが十分にされていないと思い込み，それを医師や病棟看護師に言えず，今まで長く在宅で関わってきた訪問看護師に相談していたことがわかった．訪問看護師は妻から聞いた話に基づいて，デブリドマンをしていないと思い込み，切開して

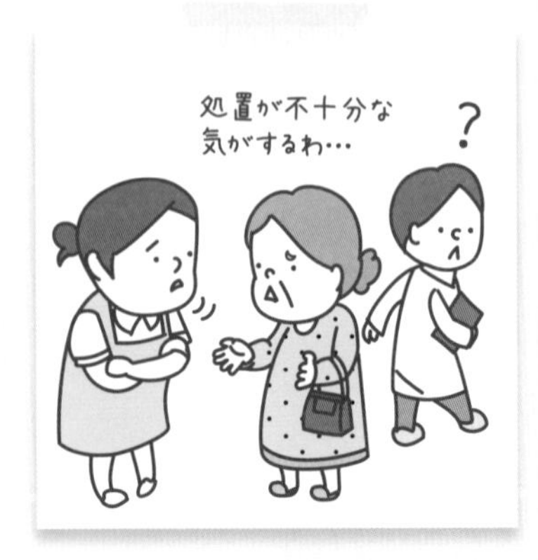

くれる形成外科などに転院したらどうかとアドバイスし，自分の目でも褥瘡を確かめようと思っていたことが判明した．

A ここが落とし穴！

❶ 医師-患者・家族間のコミュニケーションの難しさ

いくら患者・家族と信頼関係ができていると思っても，医師には話せない，話しにくいことがあります．病棟では医師に話せないことも看護師など他の職種には話せることもありますが，今回医師は妻が普段と変わらない態度で接していたため，妻が方針に不安を抱いていることにまったく気づいていませんでした．妻は医師に直接言えずに，信頼している訪問看護師に相談したと考えられました．

❷ 訪問看護師との関係性は良好か？

在宅医療において訪問看護師は欠かすことのできない重要な職種です．通常は訪問診療で訪ねる医師よりも訪問回数が多く，1 回の訪問時間も長いため，患者・家族にとっては医師よりも気軽に話せて，信頼のおける存在であることが多いでしょう．

医師と訪問看護師の間でも普段から気軽に情報交換ができる関係を築いていないと，看護師が患者・家族から相談されたときに，重要なことでも内容によっては医師側に伝えないことが起こりえます．そして，そのことによって医師-患者・家族関係に悪影響を及ぼすこともあります．

POINT

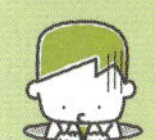

- 家族が医師に対して不信を持っているとは思わず，訪問看護師が勝手に家族に転院を勧めていると思い込んでしまった．

B よりよい在宅医療のための Next Step

❶ 医師には話さないこともあるという自覚を持つ

普段から話しやすい雰囲気を作り，いろいろなことが話せる関係にあっても，患者や家族は，どこかで医師には話せない，話さないことがあることを自覚すべきです．何年間も関わって大変なことも乗り越えてきた関係であればまだしも，担当となって数ヵ月では医師に遠慮していることも多いのが実情です．

患者・家族が医師に話せない内容を積極的に聞いてもらうように，普段から他職種に働きかける必要があります．

❷ 真のチーム医療を！

在宅医療ではさまざまな職種が患者に関わります．それぞれの専門職が自分の専門性を発揮するのはもちろんですが，ただの分業では望ましくありません．真のチーム医療とは，各々の高い専門性を前提に，目的と情報を共有し，業務を分担しつつも互いに連携・補完し合い，患者の状況に的確に対応した医療を提供することです[1)]．図1のように，**患者を中心として，患者・家族も参加して多職種が協同して医療を行うことを学際的チームアプローチ（interdisciplinary team approach）**といい，在宅ではこのようなチームを作ることが肝要です．

図1 学際的チームアプローチのモデル

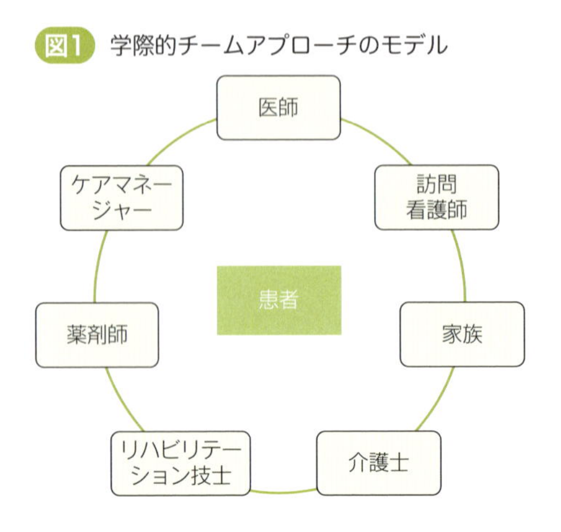

今回の事例では訪問看護師が得た情報を関わるチーム全体で共有していれば，訪問看護師と褥瘡の処置は適切であるとの共通認識を持つことができ，妻の誤解も解けて同じケア方針へ向かっていけたと思われます．患者がよりよくなるという目的に向かって，関わるチーム全体が協働してケアにあたることが大事です．

そのために医師からも情報提供を積極的に行うことが大切です．今回の事例であれば入院後の褥瘡の状況などについて，訪問看護師に伝える必要があったのではないでしょうか．

❸ 何かおかしいと思ったら顔を合わせてフラットに話せる場を作る

情報が錯綜していると感じた場合には，**関係者が全員集まって話し合えるのが一番よい解決方法です．**その際にもフラットに話し合える雰囲気を作るために，特に医師は他職種から意見を言いにくいと思われていますので，注意してその場に臨む必要があります．具体的には，**自分の意見を押し付けない，他職種が発言しているときに目を合わせたり，うなづいたりなどの非言語的コミュニケーションを意識する，「それはいいですね」などの肯定の意見を述べたりする，**などが挙げられます．さらに，そのような場で真摯に他職種の意見に耳を傾ける姿勢によって，この医師にはいろんな意見を言っても大丈夫と思われ，次からまた話してみたいと思われるようになることが肝要です．そのような関係性がひいては患者・家族のためになるのです．

TIPS

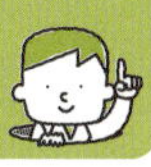

- **患者・家族が医師に話せないこともあることを自覚し，多職種で情報を共有して，チーム一丸となって患者ケアに努めよう！**

文献

1）厚生労働省：「第４回チーム医療推進会議」議事次第，参考資料２：チーム医療の定義等について，2011．http://www.mhlw.go.jp/stf/shingi/2r98520000010c8w-att/2r98520000010tdv.pdf（2018年３月閲覧）

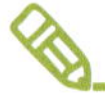

コラム9 こんな事例も… ショートステイで心不全悪化!?

80 歳代女性．アルツハイマー型認知症と慢性心不全の既往があり，訪問診療でフォローしていた．要介護 5 でほぼ全介助，同居の息子夫婦による介護を受けながら自宅での生活を送っていた．訪問診療では薬剤調整を行いつつ，過度の塩分・水分摂取を控えるなどの生活指導も家族に対して行い，心不全のコントロールは概ね良好に経過していた．

認知症が進行し，家族の顔もわからない状態になると，家族の介護負担感が増強してしまい，その結果，自宅療養とショートステイ滞在を交互に 1 週間ずつ繰り返すという生活サイクルが導入されることになった．ショートステイを利用し始めてしばらくすると，それまで良好だった心不全のコントロールが突如不安定となり始め，ついに当院に入院となった．利尿薬の調整などを行い改善したが，なぜ安定していた心不全のコントロールが悪化したのか，家族にも心当たりがないか話を聞いた．すると「ショートステイから帰ってくる度にむくみがひどくなるのが気になっていた」との話だった．

ショートステイ施設に確認したところ，「脱水を予防するために，食事とは別に 1 日最低でも 1.5 リットルはお茶を飲んでもらうようにしています」との返答であった．

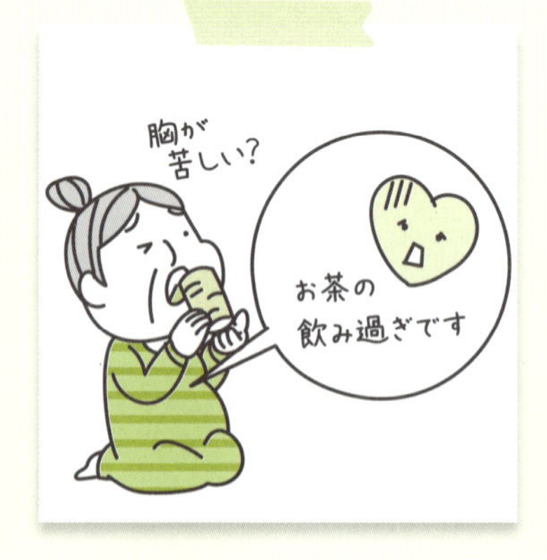

この事例では，患者は従順な性格で，嚥下障害もほとんどなかったため，勧められるがままにお茶をたくさん飲んでしまったので

しょう．その結果，心負荷が亢進して心不全の増悪につながっていたようです．心不全のコントロールのために“水分の過剰摂取に注意しなければならない”という情報が，介護に携わる関連職種の間で共有できていなかったために生じた落とし穴といえます．

筆者の経験を振り返ってみると，一部の介護施設では，時に利用者に必要以上に水分を摂らせてしまう傾向があるようです．これには，マスコミの報道などで脱水症や熱中症予防に関する意識は一般に浸透してきている一方で，水分過剰摂取のデメリットが言及されることがないことも背景の一つにあるのかもしれません．残念ながら，利用者の診療情報に“慢性心不全”の既往歴が記載されていたからといって，塩分や水分摂取について施設側が配慮してくれるとは限らないのが現状です．

訪問診療の担当医としては，家族に対して行った指導内容を，ケア体制が変わる時点で，ケアマネージャーを通すなどしてショートステイ施設にも伝えておくべきだったのでしょう．形式的に毎月の指示書を作成し，それで終わりとするのではなく，患者の生活に関わるすべての関係職種に想いを巡らせ，共有すべき医学的情報を抽出し，それを適切に伝達できるかどうか，そういったきめ細やかさや想像力が，よりハイレベルな在宅医療には求められているのかもしれません．

Case 21 こちらもケアが必要でした…

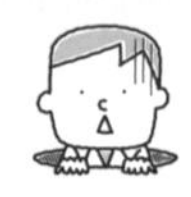

80歳代女性

胃がん末期状態で退院となり，訪問診療が開始された．事前に開催された退院前カンファレンスで退院後のサポートについて話し合われ，ADLが保たれており，家族の介護力も十分あったため，介護サービスの利用は介護ベッドなどの福祉用具のみとなった．退院後，訪問看護と訪問診療を利用しながら，比較的順調に在宅療養が始まった．その後，数週間は苦痛の増強もなく安定して過ごしていたが，亡くなる1週間ほど前から急激に苦痛が増強し，ADLの低下，飲食量の低下もみられるようになった．

アセスメント

「がんは（ケアを）急げ！」の状態で，週単位の余命であると判断した．そこで訪問看護とこまめな連絡をとるようにし，疼痛緩和のためのオピオイドの調整やADLの低下に合わせた介護方法の家族への指導，本人や家族の不安軽減のためのケア実施などを，スピード感を持ちながら協力して実施していった．

その後の経過

その後，比較的速やかに苦痛緩和にも成功して，最後の日々を穏やかに家族とともに自宅で過ごすことができた．亡くなった後に自宅に訪問した際も，最期まで自宅で過ごすことができたことや苦痛の少ない状態になって過ごすことができたことを家族も喜んでいる様子であった．「本人ハッピー，家族ハッピー，チームもハッピー」を目指していた担当医とし

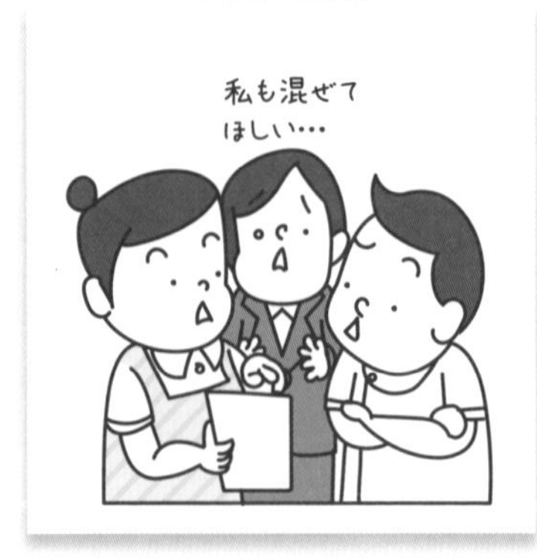

では，まずまずよい経過だったと安堵していた．

しかし，その後の振り返りのカンファレンス（デスカンファレンス）では，ケアマネージャーからは違った感想が出された．それは，「最期の時期になってもケアプランの変更が不要だったこともあり，頻繁に訪問することもなく，気づいたら亡くなられていた．がん末期の方の担当が初めてだったこともあって，どのように関わってよいか手探りだった．訪問看護師と医師はとてもこまめに連絡を取り合っていたのに，その内容も知らずにいた．もっと深く関われればよかったと後悔している」といったものだった．

A ここが落とし穴！

❶ 情報共有はどこまでできていたか？

今回の事例では，**がん末期の最終局面での多職種連携における落とし穴**にはまってしまいました．

この背景には何があるのか考えてみましょう．①急激な状態変化があったことで，訪問看護師とは密な連携が必須でした．一方で，②必要な介護サービスが少なかったこともあり，ケアマネージャーと連絡を取ることは少ないものでした．また，③ケアマネージャーにとっては初めてのがん末期患者の担当で状況の予測などは難しい状況でした．そして，④情報共有のツールは主に電話でした．

がん末期では急激な状態悪化に合わせてサポートのスピード，量，質を劇的に変えていく必要があります（「がんは急げ！」ですから）．訪問看護との連携は密に行わないといけないのは当然ですが，デイサービスや訪問介護など他のサービスを利用していた場合は状態悪化に合わせてケアプランを迅速に変更する必要が生じ，ケアマネージャーとの連絡も頻繁に行われます．また，利用するサービスが多いほど関係する職種が増えていき，“亡くなる方へのケア”という性質のため，関係する職種へのグリーフケアも念頭にしながら情報共有や他職種への指導も行っていきます．

今回の事例では，介護サービス利用が少なかったことでケアマネージャーと連絡をとる必要性が低く，**“がん末期の状態悪化”というキーワードで訪問看護師やケアマネージャーには“時間がない”ということが自然と伝わるだろうという思い込み**が担当医にあったことも情報共有が不十分になってしまった一因となったと思います．

情報共有の方法でも，電話という1対1での連絡の仕方が主になっていたため，密室性が高い情報共有になっていました．ケアマネージャーへの連絡の必要性があまり生じなかったこともあり，わざわざ電話することもありませんでした．そのため，訪問看護師の情報共有状況とは大きな差ができてしまいました．

情報共有については，細かな情報をたくさんやり取りすると情報の処理に時間が取られてしまうこともあり，「必要な情報」だけに制限しようとする傾向に陥ってしまうことがあります．情報共有のレベルが完全に一致することが必須なのかは議論が分かれるかもしれませんが，常にチーム全体での情報共有を意識することは大切です．

POINT

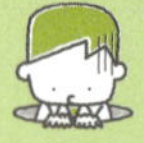

- **在宅療養を支えるチームのなかで情報共有が不十分だったことで，ケアマネージャーを置いてけぼりにしてしまっていた．**
- **ケアを担当するメンバー全員への配慮が足りず，多職種が連携するなかで同じレベルでの情報共有ができなかった．**

B よりよい在宅医療のためのNext Step

まず，**ケアの対象は“患者本人とその家族だけでなく，終末期のケアに関わるチームメンバー全員”**であり，**情報共有は“患者のケアのために必要なだけでなく，ケアに関わる人のケアのためにも必要”**であることは基本的なこととして大切だと思います．そのうえで，今回のような事例に陥らないようにするためによい手はないでしょうか？

❶ 情報ツールの活用を！

情報共有の方法としては，①電話，②FAX やメール，③カンファレンス，④メーリングリスト，⑤非公開型の SNS（social networking service）やグループウェアなどが挙げられますが，どのように使っていったらよいでしょうか？

“カンファレンス”を効果的に開催して顔と顔の見える関係で話し合うことはとても価値が高いことですが，頻繁な情報共有には不向きです．**“電話”**は 1 対 1 の会話となり密室性は高いですが，その場で相談もでき，スピード感をもって対応しなければいけない場面では大切なツールです．そのほかに有用なものに**“非公開型の（医療用の）SNS”**があります．“メーリングリスト”でもよいかもしれませんが，普段から SNS の利用が多い人には SNS タイプのものが使いやすいのではないでしょうか．患者ごとにグループを作るかたちのものなら，訪問看護師とのやり取りも他の参加メンバー全員が確認できるため，関わりが少ない職種も流れを理解することができます．ただ，気軽さゆえに愚痴の交流のような状況になってしまうこともあり，**どのように使うかをチーム内である程度決めておく**ことも大切です．見る頻度も職種や事業者ごとに異なるでしょうから，急ぎの要件はやはり電話が有用だと感じています．いずれにしても個人情報保護の問題もありますので，どのような情報共有ツールを使うかはチームや地域ごとに十分検討が必要です．

在宅医療は密室性が高いものです．情報共有ツールをうまく使いながら独りよがりの医療に陥らないようにしていくことが大切です．

TIPS

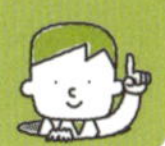

- **ケアを必要としているのは患者だけではない．チーム全体を見渡すことが必要！**
- **情報共有ツールは使いやすいものを，状況に応じて使い分けよう！**

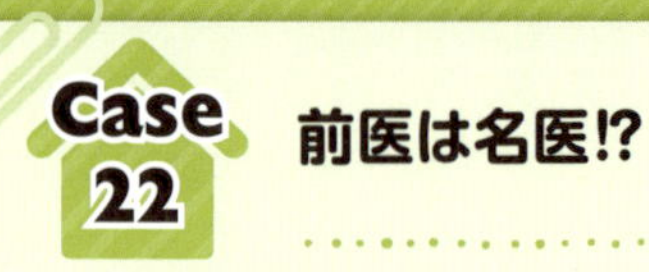

前医は名医!?

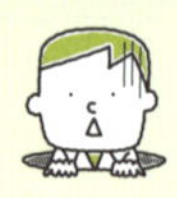

80歳代男性

認知症で市内病院へ通院していたが，誤嚥性肺炎で入退院を繰り返していた．今回も誤嚥性肺炎で入院したが，廃用も進んできたため，主治医と家族の相談により今後は在宅医療を導入する方針となり当院へ紹介となった．紹介時の情報では，「現在経口摂取は行っておらず，中心静脈からの点滴のみの方針となりました」とのことであった．家族は早期の退院を望んでいることや，点滴以外の医療行為を行っていないこともあり，退院カンファレンスは行わないで紹介状を持参しての退院となり，当日の訪問診療開始となった．

アセスメント

初回訪問診療したところ，紹介状には「点滴手技は家族が習得している」との記載があり，「点滴内容は指示書記載」とのことであった．自宅には大量の薬液が置いてあった．生理食塩水 1,000 mL に，ヘパリン，K. C. L.®，キドミン®（アミノ酸製剤），マルタミン®，塩化カルシウム®，ラシックス®を毎朝訪問看護師が混注し投与，家族が側管からグリファーゲン®，オメプラゾール®，イントラリポス®（脂肪乳剤）を投与しており，すべて指示書通りであった．

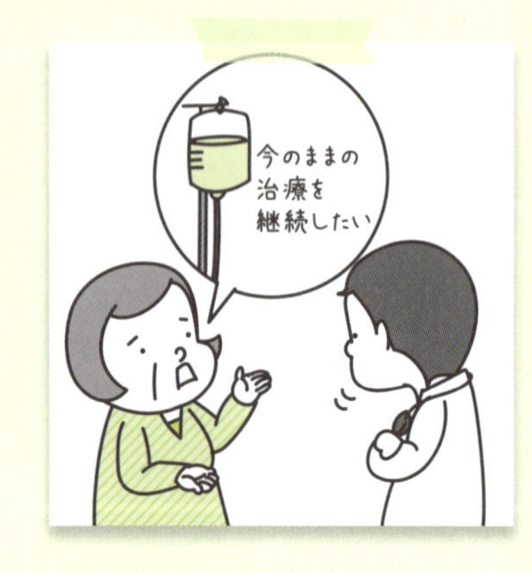

その後の経過

患者の全身状態と家族負担も考え中心静脈からの投与はフルカリック®へ変更し，家族が投与する薬剤についてはすべて中止することを提案したところ，妻から「ずっと診てもらっている先生が治療してくださってい

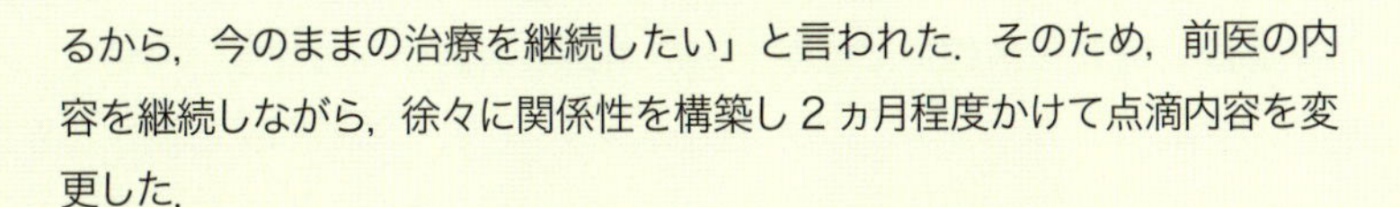
るから，今のままの治療を継続したい」と言われた．そのため，前医の内容を継続しながら，徐々に関係性を構築し2ヵ月程度かけて点滴内容を変更した．

A ここが落とし穴！

❶ 在宅療養開始前の情報収集は難しい

入院患者が訪問診療導入となるとき，退院前カンファレンスが行われる場合が多いかと思います．退院前カンファレンスは，在宅療養を行う際の医療面，介護面の調整の場として，また患者・家族の退院後の不安を軽減し安心して退院するための場として非常に重要な役割を果たします．この調整が不十分なまま退院すると医療面，介護面の両方に不足が生じてしまい，結果として患者の在宅療養に大きな影響を与え，場合によっては在宅療養の継続が困難となる可能性もあります．

退院前カンファレンスに参加するメンバーは，患者および家族，患者に関わってきた職種，これから関わる職種のすべてが参加できれば理想的です．しかし，患者の病状や家族の都合，それぞれの職種の都合により全員がそろわないことも多く，また退院する病院の関係者の忙しさなどの理由もあり開催されないことも少なくありません．顔を合わせてのカンファレンスが行われない場合は，担当ケアマネージャーや病院のソーシャルワーカー，退院支援担当者による情報提供書に加え，病院医師や看護師からの情報提供書が貴重な情報源となります．

在宅療養開始前の情報収集の難しさは，この情報提供の内容にあるのではないかと思います．“病院で行われている医療”と“在宅で行われている医療”は共に患者の幸せという共通の目的で行われているのですが，**入院中の情報は“入院中”という特殊環境下で評価された情報である**ことに留意する必要があります．対して在宅医療は自宅において，入院中に行われた疾患マネージメントの継続に加え，**患者の背景や人生観なども考慮し患者・家族の日常において現実的であるかも含めて，包括的なケアを行う**ことが目的となるため，場合によっては，**“病院からの情報”と“在宅医療チームが退院前に必要と考える情報”にはギャップがある場合があります**．そして，そのギャップを埋めるのが退院前カンファレンスの大きな役割であると考えます．そのため，退院前カンファレンスの参加者が少ない，または開催されない場合，このギャップが十分に埋められない状況になることが心配されます．

② 患者と前医との関係性を最初のマネージメントに生かす

医療は患者と提供者の信頼関係の下で成り立っています．主治医機能が移行する場合，新たな主治医は前医からの機能移行をできるだけ安全にスムーズに行う必要があります．もちろん，新たな主治医として患者・家族の利益になるような治療を新たに導入したり，前医の方針変更を行う必要がある場合もありますが，緊急性のある事例などを除いては患者と前医との継続性を意識し患者・家族に安心感を与えるためにも，**まずは患者と前医の関係性を継承するようなマネージメントを行う**ことが新たな患者-医師関係を構築するうえで有効ではないかと思います．

POINT

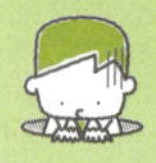

◎退院前に情報がなく，在宅では現実的でない点滴内容と考えて変更を提案したが，新たな患者-医師関係に影響が生じてしまった．

B よりよい在宅医療のための Next Step

❶ 在宅療養開始前の情報収集は積極的に！

情報収集の方法としては前述したように，前医をはじめ患者に関わる職種からの紹介状など書面によるものや，退院前カンファレンスのようにお互いが顔を合わせて行うものがあります．**できることならば紹介状を事前にもらったうえで退院前カンファレンスを全職種が集まって行えることがベスト**と考えます．筆者は在宅医として退院前カンファレンスに向けて普段から以下を意識しています．

①連携している医療機関の方たちと顔の見える関係を作り，日頃から退院前カンファレンスの重要性とその開催の要望を話しておく.
②退院前カンファレンスの日程調整の際は，限定した日程を伝えるより，なるべく多くの参加可能日を伝え，可能な限り多くの職種が参加できる日をお願いする.
③退院前カンファレンスに参加する際は，事前に紹介状を読み込んで疑問点や相談したいことなどを事前に考えておく.
④参加されなかった職種への質問などは，ケアマネージャーもしくは退院支援の方など担当者にお願いして退院前までに回答していただくようにする.
⑤退院前カンファレンスが開催された場合には，必ず参加職種に対してお礼を述べる.

予定が合わず退院前カンファレンスの開催が難しい場合は，なるべく早めに紹介状をいただいて読み込んでから，疑問点や相談したい点について退院前にケアマネージャーもしくは前病院の退院支援担当者に相談し，退院までに回答していただくことも積極的に行っています.

在宅医療開始前にできるだけ不確実な要素を減らしていくことが在宅医療開始後の患者・家族と在宅医療提供チームの関係性に結びつくと思います.

❷ 退院直後は患者・家族との関係性の構築を心がけよ！

訪問診療開始時は，患者・家族ともに少なからず不安を抱えていると思います. 現在の医療は，急性期，回復期，慢性期に対応する医療機関がそれぞれ存在しているため，主治医機能が移行されることが数多くあります. 主治医機能が移行する際，がん患者が **“見捨てられ感”** を覚えることが指摘されています[1]. 同様に，継続性と信頼感で成り立っていた主治医の変更において同じような感覚を患者・家族が抱くことは十分に考えられるでしょう. **在宅医療を提供するチームは，特に訪問診療開始直後には患者や家族が抱くこの感覚に十分に留意して対応する**必要があると思います.

退院前カンファレンスでは医療情報のやり取りのほかに，患者・家族の目の前で新旧の主治医が引継ぎを行うことで安心感を与えることにもつながるかと思います. また，退院日はなるべく週の前半から半ばに設定するようにして，何か問題が生じた場合には前医や医療機関への問い合わせがすぐにできる状態にしておくこともよいでしょう．退院して早期，可能なら当日や翌日に訪問するようにあらかじめ予定を立て，患者や家族に伝えておくことなども患者・家族の不安を軽減する方法の一つと思われます．

緊急性が高い場合を除いて，**最初は患者・家族との関係性を構築することを最大の目標にする**ことも大切です．筆者は初回の訪問診療では，挨拶の後に以下を必ず意識して行うようにしています．

①自宅に帰ってきたことに対する患者，家族の気持ちの確認．
②これからどのように生活していきたいか，入院時との違いを言語化してもらう．
③前医から患者に関する多くの情報をいただいていることと，これからもしっかりと連携していけること，これから患者の主治医として前医の行ってきた医療を継続していくことを伝える．
④初回診療の様子は前医に連絡することを伝える．
⑤今後に向けて不安の再確認．

TIPS

- **在宅医療開始前の情報収集は，在宅生活における不確実な部分をできるだけ減らすために積極的に行おう！**
- **在宅医療開始後は，前医との継続性をできるだけ意識しながら，患者・家族との新たな関係性の構築に努めよう！**

文献

1）Back AL et al：Abandonment at the end of life from patient, caregiver, nurse, and physician perspectives：loss of continuity and lack of closure. Arch Intern Med **169**：474-479, 2009

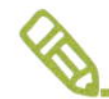

コラム 10　こんな事例も… IT 化を推進! しようとしたが…?

診療所に初めて出向したときのこと．歴史ある診療所で在宅患者 50 人ほどの夜間電話の対応をする必要があった．ファーストコールは看護師で，セキュリティとしては問題だったが患者情報の要約をすべて紙に印刷して持ち帰っていた．筆者は往診の情報を自宅待機中にもっと簡便に見れないかと考え，そのころ発売されたばかりのタブレットを導入した．軽くていつでも見られ，しかもパスワード管理で安全に患者情報を携帯することができた．スタッフのなかには機械に弱くあまり使わない人もいたが，訪問診療を行ううえでは問題がなかったので使用していた．

そんななか看護師長がベテランに変わり，「タブレットは大丈夫かな」と危惧していたところ，案の定，誰よりも先にすべてのデータを印刷して持ち歩いていた．これまではタブレットを使用してくれていた主任もあきらめ，スタッフ全体で IT 化を推進しようという機運は失せてしまった．

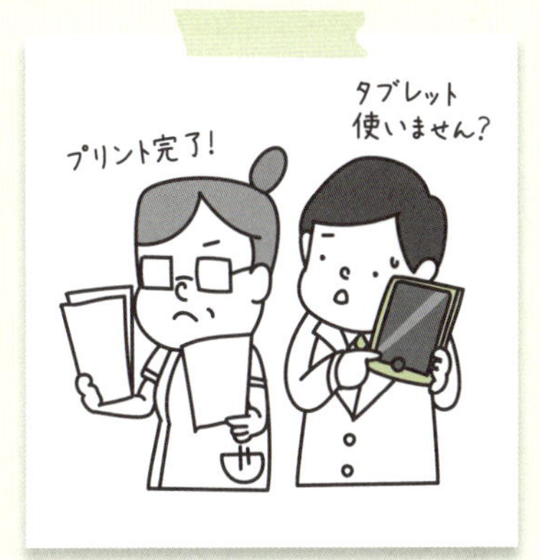

振り返ってみると，この事例では，実際にはよく呼ばれる患者は決まっており，すべての情報をIT化する必要はなかったと思います．小さな診療所で何かを決めるには全員のコンセンサスが必要なことが多く，それは説明とともにスタッフのなかの関係性で決まります．また，医師がリーダーシップを取って「○○したい」と言う場合は，スタッフが拒否できないと考えてしまうことにも注意が必要です．

後日談として，筆者がその診療所を離れてから，自然とタブレットが使われるようになったという話も聞こえてきました．時代背景と，スタッフの気持ちを考えずに，先進の IT 導入を行ってしまっていたのかもしれません．“大抵の人は必要性を感じるまでは使わない”“何事も先走りすぎてはいけない”という体験でした．

「そんなに病状が悪いなんて聞いていない！」

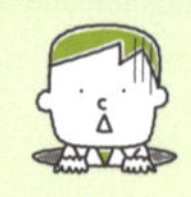

70歳代女性

夫と2人暮らし，農業を営む．8年前に総合病院外科で左乳がん手術を行い，術後のフォローも受けていた．1年前から乳がん再発，多発骨転移を認め，化学療法や分子標的治療薬による治療も受けていたが，食欲低下，体重減少，通院困難になり，主治医から訪問診療と緩和ケアへの切り替えを提案され，本人・家族（夫，息子）とも了承した．数日後，息子が紹介状を持参し，診療所を受診した．前医から事前の連絡はなく，紹介状の内容は病状の記載のみで，患者や家族にどのように説明されているかの記載はなかった．

初回の面談は息子のみ．息子は受診に毎回付き添っていた．患者の状態を聞いた後，主治医からどのような説明を受けているか聞いたところ，「抗がん剤は効果がなくなっており，今後は緩和ケアが中心で現状のままみていくしかない」と聞いている，との答えだった．

アセスメント

がん終末期，食事摂取不良，ADL低下もあり，予後として週単位の可能性，急変する可能性も考えられたが，息子は予後や急変の可能性について理解していないようだった．患者を実際みてからでないと正確なことが言えないという前提のうえで，予想されることについて丁寧に説明した．

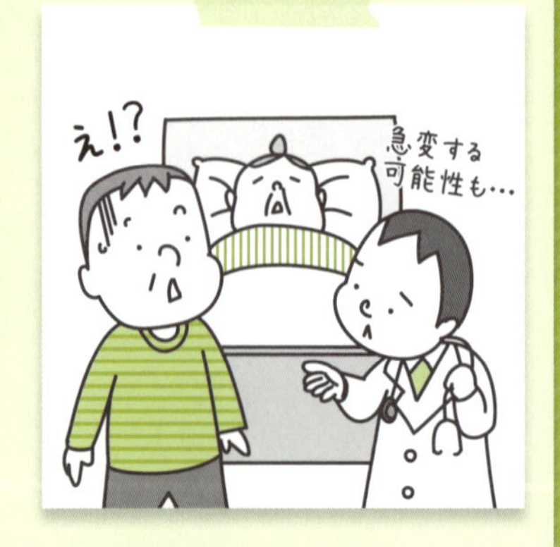

➡その後の経過

面談の際，息子は「そんなに悪いんですか？」「そこまで病状が悪いなんて聞いていない」とびっくりしていた．

翌日，初回往診．意識清明，会話は可能だが，収縮期血圧 80 mmHg 台．るい痩が目立ち，歩行困難．予後は数日〜数週間と予想し，夫にも話したところ，息子と同様に驚いていた．家族と話し合い，本人に予後告知は行わないことにした．苦痛の緩和を行い，徐々に衰弱し 3 週間後永眠された．

A ここが落とし穴！

❶ 前医と病状の評価が異なる!?

前医から紹介があった場合，診療情報提供書にすべての情報が記載されているわけではありません．在宅医療へ移行する際，特にがん患者やターミナルケアの場合は，**前医からどのように説明がなされているか，患者本人や家族はどのように理解しているか，情報がないことも多くあります**．しかし，在宅医療を担当する医師やスタッフにとって，その情報は大変重要です．前医の評価や意見と相違があることで医療不信を招いたり，前医への批判につながったり，在宅医との信頼関係を築くことが困難になることもあります．

また，**前医が今後の予後予測や起きうる病態についてきちんと説明していても，患者・家族は理解できていなかったり，まったく違うとらえ方をしていることも多くあります**．

急性期病院の医師，および連携する地域医療機関の医師双方に対するアンケート結果では，急性期医師の 85％は「患者・家族の病状理解ができている」と回答している一方，「患者・家族の病状理解ができている」と回答した地域医師は 58％，「急性期からの申し送り内容と患者・家族の病状理解が一致している」と回答した地域医師は約 50％と報告されています[1]．こうした背景には，余命告知が不十分であったり，患者・家族の病状理解が不十分な可能性がありますが，そのまま在宅医療を開始すると誤解や不信感などが起きやすくなります．

在宅医療を開始してまもなく急変や状態が悪化することもあり，在宅医は始めに患者・家族に今後予想される状態について説明する必要があります．その際，前医から受けている説明も踏まえて，患者・家族が受容できるように丁寧に話を進めていかなければなりません．

❷ 在宅での "Bad News Telling"

病院から診療所へ在宅医療の依頼があった場合，患者・家族の受け止め方はさまざまです．病院でできる治療はないと宣告され，絶望感に陥っているケースや，在宅医療への不安が強いケース，逆に在宅で過ごせることに対する希望や在宅緩和ケアに多大な期待を寄せているケースもあります．

在宅医療が始まる際には，在宅でできる限りの治療やケアを提供することや，関わるスタッフがチームで在宅生活を支えていくことを説明し，不安や疑問についても丁寧に説明していきますが，一方で余命の告知，急変の可能性など "Bad News"（悪い知らせ）も知らせなければなりません．

Bad News を伝える際，患者家族が混乱するケースは多くありますが，伝えなければ，後で**「これほど悪化するとは思っていなかった」「どうして早く伝えてくれなかったのか」**など不信につながることになりかねません．また，正しい情報は，大切な終末期の時間をどのように過ごすかについての判断材料ともなります．

医師の伝え方が患者・家族に与える影響は大きく，Bad News をうまく伝えるスキルは必須ですが，**前医で説明が十分されていなかったり，患者・家族の理解が不十分な場合は特に困難となります．**初回の面接では，事前に準備して十分な時間を確保しながらインフォームドコンセントを行えるとよいのですが，この事例のように**外来で急に話をしなければいけない場面**も出てきます．

POINT

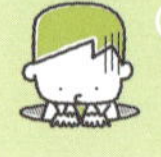

◎前医からの情報が不十分なまま，家族との面談を行った．さらに，十分な準備がないまま Bad News を伝えることになってしまった．

B よりよい在宅医療のための Next Step

❶ 事前に十分な情報を集め，面談に臨む

今回の事例のように突然，外来で相談を受けるケースもありますが，可能であれば**事前に診療情報提供書を受け取り，**疑問がある点は紹介元の医師や看護師，必要に応じてケースワーカーやケアマネージャーなどに直接連絡を取り，情報を入手しておくとよいでしょう．

また，病院入院中で，退院後訪問診療を依頼される場合は，**退院前カンファレンス**を行い，紹介元の病院に赴いて，患者・家族，主治医，看護師，ケアマネージャー，訪問看護師などの在宅スタッフなどと顔を合わせ情報を得ると，その後の連携もスムーズになります．この場合は，退院時共同指導料として病院，診療所とも保険点数が認められています．

終末期医療として診療所に紹介された場合，初対面で重要な話をすることになりますが，相互理解には時間とコミュニケーションが必要です．

筆者が勤務する診療所では，初回の訪問診療契約の際，**医師との面談の前に，看護師が家族と面談します．**面談では，患者の状態，周囲の状況，歩んできた歴史などを聞きながら，前医でどのように病状を聞いているか確認し，アドバンス・ケア・プランニング（148 ページ参照）として，**在宅でどのような診療や生活を望んでいるか，本人と家族の思い**を聞くようにしています．そのような事前の準備によって，医師との面談もスムーズに進められます．

前医と病状評価が異なる場合，不用意に前医を批判することは，患者・家族に無用な不安を与え，前医の信頼を傷つける行為であり，不毛な医事紛争の発端となりうることもあるので，厳に慎まなくてはいけません[2)]．「後医は名医」と戒められるように，前医が患者に注いだ努力と専門的判断に対して敬意を持って対応することを筆者も心がけています．

❷ “Bad News” だけを強調せず，在宅生活の目標に目を向ける

Bad News を伝えることは，患者にとっても苦痛ですが，医師も難しさを感じます．医師の告知の仕方に納得できず，精神的なダメージを受ける患者も少なくありません．

Bad News Telling のコミュニケーションツールとして，国立がん研究センター東病院の内富や藤森らが，2007 年に発表した **SHARE** があります．

表1 患者が望むコミュニケーションの4要素：SHARE

①Supportive environment（支持的な環境）
・十分な時間をとる ・プライバシーが保たれる場所で行う ・電話が鳴らないようにする ・礼儀正しく接する ・同席者について患者の意向を確認する
②How to deliver the bad news（悪い知らせの伝え方）
・正直に，わかりやすく，丁寧に伝える ・患者の納得が得られるように説明する ・患者に対して誠実に接する ・患者に理解度を確認しながら，明確に伝える ・一方的に伝えるのではなく，質問がないか，早すぎないか尋ね，話を進める ・いつでも質問できることを伝え，その質問に十分答える
③Additional information（付加的な情報）
・今後の治療方針を話し合う ・患者個人の日常生活への病気の影響について話し合う ・患者が相談や関心事を打ち明けることができる雰囲気を作る ・患者の希望する情報を提供（代替療法やセカンドオピニオンなど）する ・患者が希望する話題を聞き出す
④Reassurance and Emotional support（安心感と情緒的サポート）
・患者の気持ちを理解する ・優しさと思いやりを示す ・患者が感情を表に出しても，受け止める ・“がん”という言葉を繰り返し用いない ・家族に対しても患者同様配慮する ・患者が希望を持てるように伝え，希望を持てる情報も伝える ・患者の気持ちを支える言葉（例：「一緒に取り組みましょうね」など）をかける

（文献3を参考に作成）

SHAREでは，患者が望むコミュニケーションの4要素［①支持的な環境（Supportive environment），②悪い知らせの伝え方（How to deliver the bad news)，③付加的な情報（Additional information)，④安心感と情緒的サポート（Reassurance and Emotional support)］を基にプログラムが組み立てられています（表1）[3]．特に，**患者・家族の気持ちを理解し不安に寄り添うこと，どんなことでも相談に乗るなど医師の誠実な態度や姿勢を示すこと**は，信頼関係を築くうえで必要不可欠です．

在宅で過ごす時間は，終末期の患者や家族にとってはかけがえのない大切な時間です．

Bad News を伝えること以上に，**どのように終末期を過ごしたいか，よく話し合い，お互いに在宅生活の目標を共有することに焦点を当て，前向きな希望を持ってもらうこと**がより重要です．Bad News を伝えた後も，自覚症状の変化や苦痛，不安などに対して，訪問看護師やケアマネージャーなどの在宅スタッフと協力しながら，丁寧に対応していくことによって，患者・家族が状態の変化を早めに察知し，医療者側との連携も取りやすくなります．そのような対応を通して，その後の診療を通して行わねばならない Bad News Telling の際の受容も進みやすくなります．

TIPS

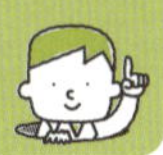

- **終末期患者の紹介の場合，患者・家族の病状理解がどこまで進んでいるか，事前に情報を収集してから面談に臨もう！**
- **"Bad News Telling" 以上に，どのように在宅生活を過ごしたいか話し合い，共有することがより重要！**
- **医療者の誠実な姿勢や態度を示し，どんな小さな不安でも丁寧に対応していくことにより，Bad News の受容もしやすくなる！**

文献

1）Numata K：Coordination issues for incurable patients between home care physicians and acute care physicians. J Tokyo Wom Med Univ **76**：53-60, 2006
2）日本医師会：医師の職業倫理指針，第3版，2016．http://dl.med.or.jp/dl-med/teireikaiken/20161012_2.pdf（2018年3月閲覧）
3）内富庸介，藤森麻衣子：がん医療におけるコミュニケーションスキル—悪い知らせをどう伝えるか，医学書院，東京，2007

Case 24 家族がクレーマーに…？

90歳代男性

多発性脳梗塞と脳血管性認知症があり長女が同居して介護していたが，ここ1～2年は起居動作や室内歩行に支えが必要であった．また，嚥下障害もあり誤嚥性肺炎を起こしたこともあった．ある日の夜，父親の右半身が麻痺して言葉が出なくなっているのに長女が気づき，普段訪問診療に来ている医師に往診依頼がなされた．

アセスメント

広範な脳梗塞あるいは脳出血を発症していると考えた．急性期は生命の危険があり入院治療が必要であること，それを乗り越えたとしても重度の障害が残る可能性が高いことを説明し，侵襲的な治療を受けるかどうか，病院医師とよく相談して決めてほしいと伝えた．いくつかの病院に問い合わせた結果，少し離れたところにある脳神経外科専門病院が受け入れ可能であったため，紹介状を送って救急搬送した．

その後の経過

入院して約1ヵ月が経ち，患者が肺炎で死去した旨の紹介先からの返信があった．そこには家族が治療内容に関してさまざまなことを指定してきたために大変苦労したとも記載されていた．ほぼ時を同じくして長女が診療所へ報告に訪れた．入院先の主治医と意思疎通がうまくいかず，望まない治療が施されてとても辛かった，父親に苦しい思いをさせてしまったと涙を流された．

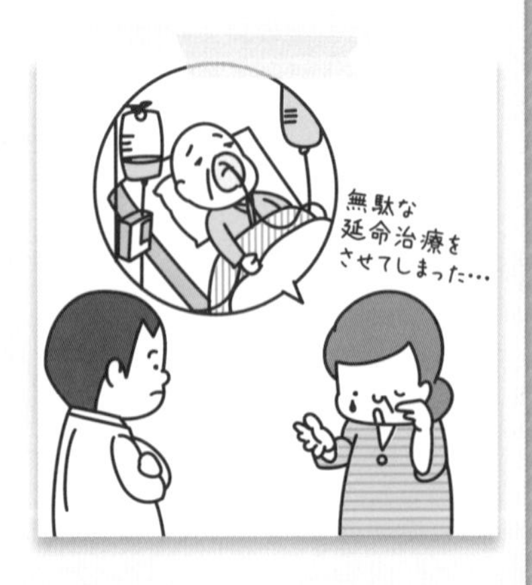

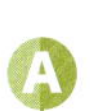

ここが落とし穴！

❶ 重症脳卒中における予後予測と意思決定は非常に難しい

今回の事例では搬送後に重症脳卒中と診断され，ただちに気管挿管と人工呼吸管理を含む集中治療が施されましたが，家族にはそれらの治療の是非を熟慮するための十分な時間が与えられませんでした．その後，患者の容態は回復せず，家族にとっては苦痛を伴う延命治療だけが行われているように感じられたようです．患者を早く楽にさせてあげたいと思った家族は人工呼吸を中止してほしいと再三主治医に申し入れたようですが，急性期の治療中でありできないと主治医は拒否しました．治療の中断は刑事責任を問われる可能性もあり，受け入れられないと判断したのでしょう．

脳卒中治療の現在の一般的な知見では，発症早期に予後を正確に予測することは難しく，早期から治療内容を制限すると治療の成果に悪影響を及ぼし，本来ならば回復するはずの機能が損なわれると懸念されています[1)]．そのため原則的にはすべての脳卒中患者に最善の治療を施すことが推奨されています．しかし，遷延する意識障害や植物状態など，予後不良な状態においてどのように対応すべきなのか明確な科学的根拠やガイドラインはなく，個々のケースにおいて十分な話し合いを行い，その都度適切な判断を下すよう努めるしかありません．もともと認知症や身体機能の低下がある場合は，その点も考慮したうえで判断する必要があります．**表 1** に重症脳卒中で意志決定をするためのアプローチの方法を例示します[2)]．

これは他疾患のケアにも参考になると思います．今回の事例では，**家族は“苦痛緩和”に，医療者側は“急性期治療”に意識が向いており，それぞれの関心が交わることがなく十分な対話が形成されていなかった**ように見受けられます．在宅医は紹介の際，家族に「入院先の医師とよく相談してほしい」と伝えていますが，それだけでは関わりが十分でなかったといえます．

❷ 事前指示があっても適応できるとは限らない

“事前指示”とは，意識障害などで患者が意思を表明できなくなった場合に備え，書面や家族を介してあらかじめ治療の内容を指定するものです．事前指示があれば重症の脳卒中を発症した場合でも，患者が希望する適切な治療が提供されやすくなるのでしょうか．

表1 重症脳卒中での意志決定：アプローチ法の提案

①構造化された対話を提供する
・代理決定者および事前指示を明確にする ・意思決定者を特定して静かな場所で話し合いをする ・患者および家族とのパートナーシップを構築する ・あらかじめ決定すべき点を確認する：栄養チューブ，気管切開術，退院後のケア ・フォローアップ計画，連携のための時間を確定する
②潜在的な意思決定バイアスに留意する
・楽観的または悲観的予後 ・治療エビデンスに精通していない ・情報の選択的提示［例：フレーミング効果*］ ・患者の価値観および期待に対する誤解
③対立を予期し，それに対応する
・家族とともに苦悩することはプロセスの一部である ・医師対家族，医師対医師，医師対他のチームメンバーなどのさまざまな関係性に留意する
④治療を継続しながら予後を伝える
・人工呼吸器を付けている場合，1年以内の死亡率は約70%である ・生存者には，障害がまったく，あるいはわずかしか残らない可能性がある ・患者の状態をみながら予測を修正する ・予後予測の範囲を設定し，曖昧さを避ける ・治療による負担の要素を伝える
⑤患者が大切にしている日常活動を引き出す
・家族や友人と過ごす時間，自律性，余暇，その他 ・“生きがいのある人生”に対する見解や“死よりも悪い”とみなされる状態を調べる ・患者が大切にしていることの精神的・倫理的側面を含める
⑥障害や治療による負担は患者が大切にしている日常活動の今後の妨げとなるか？
・もしそうであれば，その確率と範囲を推定する

*筆者注：同じ中身だとしても表現の仕方次第で相手の印象を変えることができる効果

（次ページに続く）

⑦適切と考えられる場合，継続的治療の代替案を説明する
・治療をさらに拡大すること（たとえば心肺蘇生）を差し控える ・延命治療を差し控える ・治療の差し控えの手順，推定される生存期間および苦痛緩和の方法を説明する
⑧期間限定治療の活用を検討する
・予後予測の改善のため ・治療の利益および負担を理解するため ・ケア目標に関して意見の一致を得る時間を与えるため ・家族が悲しみを克服し，愛する人との別れを受け入れられるようにするため
⑨法律や制度に精通する
・特に人工栄養や点滴に関して

（文献 2 より引用）

米国の脳卒中センターにおける 28 人の脳卒中患者のカルテレビューによると，事前指示の有無にかかわらず，ほとんどの治療プロセスに差異は認められませんでした[3]．逆に Do Not Attempt Resuscitation（DNAR；患者本人または患者の利益にかかわる代理者の意思決定を受けて心肺蘇生を行わないこと）が事前指示されている患者においては，脳卒中を発症した場合，心肺蘇生とは関係ない，脳卒中治療やリハビリテーションなどの一般的に必要な治療までもが制限されていることがわかりました[4]．

このように，**脳卒中急性期の治療においては，事前指示が効果的に機能するとは言いがたい**のです．

POINT

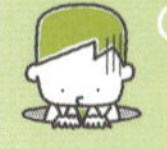

◎重症脳卒中における患者・家族の意思決定はとても困難なことであるにもかかわらず，在宅医は十分に支援することができなかった．

B よりよい在宅医療のためのNext Step

❶ アドバンス・ケア・プランニング（Advance Care Planning：ACP）を導入する

ACPとは，今後の治療・療養について患者・家族と医療従事者があらかじめ話し合う自発的なプロセスのことです．ACPも事前指示も患者の意向を尊重することを目的としていますが，**ACPは患者-家族（代理決定者）-医療従事者の話し合いの過程を重視しており，**患者の考えを周囲がより深く理解することで将来起こりうる複雑な状況に対応することができます．

今回の事例でもしACPのプロセスが実施できていれば，自身の身体機能低下に対する患者のとらえ方を周囲が理解することで，脳卒中で回復不能になった場合にどのような治療を受けたいか推定することができた可能性があります．

❷ 紹介と同時に，そして紹介後も共に意思決定を支える

患者の家族は急変に直面して動揺しており，時間的にも精神的にも病状を受け入れる余裕はなく，冷静な判断が下せないのが通常です．紹介先の救急担当医にしても，初めて対面した重症患者の背景や信条まで考慮して治療にあたることは困難でしょう．

普段から診療している在宅医が病院に紹介する際に，通常の診療情報だけでなく，生活環境，家族背景やADL，そしてACPについてこれまで話し合ったことや合意していることを伝えることができれば，救急医療の現場で治療方針の判断をするうえで大きな助けになります．

もし，治療の成果がはかばかしくなく回復の望みが薄くなった場合には，治療の中断や新たな治療の差し控えについて決断しなければならないでしょう．それは家族にとっても医療者にとっても重い決断であり，家族・医療者のどちらかが一方的に下せるものではありません．それは両者が何度も話し合いを重ねたうえで慎重に判断すべきこととされています（図1）[5]．

今回の事例のように当初から予後が厳しいと予想される場合には，**在宅医が入院中も家族と定期的にコンタクトを取り経過を確認して意思決定を支援し，合意形成に向けて援助したり，入院先の担当医に直接連絡を取って話を聞いてみる**ことも必要となるのかもしれません．ただし，入院中の主治

図1 人生の最終段階における医療とケアの話し合いのプロセス

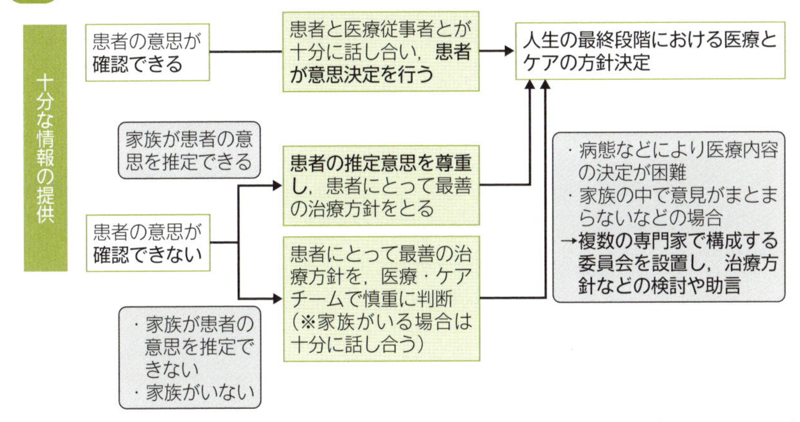

（文献5より引用）

医の妨げにはならないように注意しましょう．

TIPS

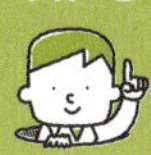

- **急変や身体機能の低下に備えて，普段から患者や家族の意向を聞いておこう！**
- **難しい決定をしなければならないときには，対話に対話を重ねて合意を形成するプロセスが大事となる！**

文献

1）Hemphill JC 3rd et al：Clinical nihilism in neuroemergencies. Emerg Med Clin North Am **27**：27-37, 2009
2）Holloway RG et al：Prognosis and decision making in severe stroke. JAMA **294**：725-733, 2005
3）AI Qureshi et al：Impact of Advanced Health Care Directives on Treatment Decisions by Physicians in Patients with Acute Stroke. Crit Care Med **41**：1468-1475, 2013
4）Mohammed MA et al：Process of care and mortality of stroke patients with and without a do not resuscitate order in the West Midlands, UK. Int J Qual Health Care **18**：102-106, 2006
5）厚生労働省：患者の意思を尊重した人生の最終段階における医療体制について，2015. http://www.mhlw.go.jp/file/04-Houdouhappyou-10802000-Iseikyoku-Shidouka/0000079905.pdf（2018年3月閲覧）

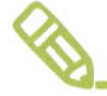

コラム11 こんな事例も… “指導料” って何のこと?

認知症, パーキンソン症候群で, 尿バルーンカテーテルを留置している90歳代女性. 訪問診療時は毎回, 息子がパートの仕事を休んで対応していた. 今回は医師交代の時期で, 新たに赴任した新米医師が初めて単独で定期訪問診療を行った.

自己紹介, 問診, 身体診察と順調に進み, 新米医師もだいぶ緊張がほぐれてきた. 特に新たな異常もなく, 最後に「ほかに, 何か気になることはありませんか?」と尋ねたところ….

息子から「気になるといえば, この明細にある “○○指導料” ってなんのこと? おれ, 何も指導を受けた覚えはないんだよね. これ, いらないんじゃない?」と訊かれた.

新米医師は「え, え〜と…」と言葉に詰まり, 逃げるように診療所に戻っていった.

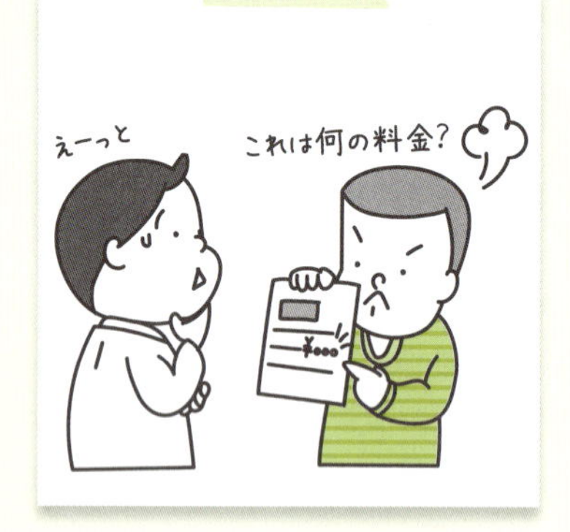

■その診療, おいくら?

在宅医療の診療報酬は難解で, 医師にとってもわからないことだらけです. そんな料金が, 患者や家族にわかりやすいはずがありません. 経験の浅い医師が診療明細について訊かれても, 答えることは難しいでしょう. そこは, 医療事務やソーシャルワーカーの力を借りるほうがいいかもしれません. 同時にこういった機会を逃さずに, 医師自身も制度と料金を学んでいきましょう. 医師向けのテキスト（「たんぽぽ先生の在宅報酬算定マニュアル」[i] など）もありますし，知識を確認するテスト（「全国在宅医療テスト」など）も行われています．

■医師がお金のことを訊かれるとき

患者にとっても，お金の話はしづらいものです．わざわざ聞いたということは，そこに理由があるはずです．話しやすい雰囲気だった可能性，新しい医師を試している可能性，家計に困っている可能性，何か別の不満をぶつけている可能性，などなど…，さまざまな背景が想定できます．

こういったときは，説明よりも，聴くことのほうが重要な場合が多いです．質問の背景にどのような理由があるのか，どうして自分に話そうと思ってくれたのか，腰を据えてじっくりと話を聴けるのは，在宅医療ならではですから…．

文献

i）永井康徳：たんぽぽ先生の在宅報酬算定マニュアル，第 4 版，日経 BP 社，東京，2016

第6章 看取り

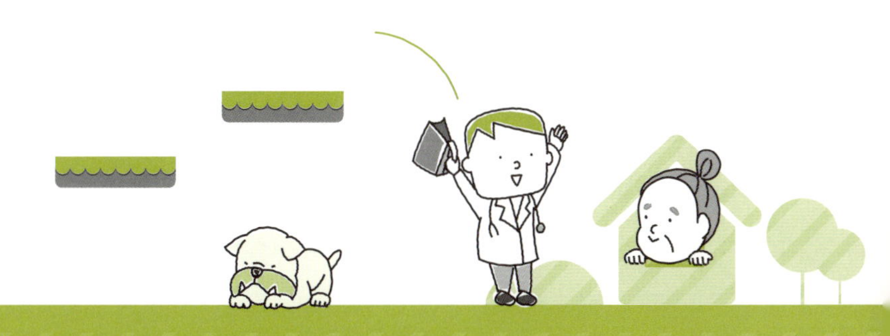

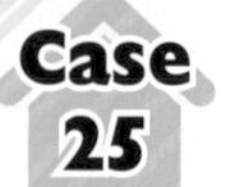

Case 25 「死にたい」と患者から言われたら…？

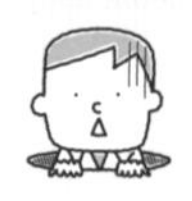

60歳代女性

胃がんステージIV．家族のいる自宅での緩和ケア目的に訪問診療が開始となった．少量の食事で嘔吐を認めたが可能な範囲で経口摂取を行い，自宅で家族との時間を大切にしていた．訪問診療開始2ヵ月頃より倦怠感が増強し，臥床する時間が増えてくるとともに「死にたい」「生きることが辛い」との訴えが認められた．

アセスメント

医師は患者のスピリチュアルペイン（後述）の表出を感じ評価を行い，患者の家族関係は強固で良好だと考えた．そして，関係存在を強化する方針とし，患者と家族の関係性や歴史を振り返るアプローチを行った．

その後の経過

その後も患者から「死にたい…もう終わりにして」という訴えは続いた．医師は共感を示し，最期のときまで患者に寄り添うことを約束したが，方針に不安を抱えながら関わっていた．

その後，多職種カンファレンスにおいて，患者は「人が生きることは無理して頑張るということ」「家族に無理をするなと言われるのは生きるなということ」「生きることも死ぬことも許されない」「家族といるのが辛い」という思いを看護師に話していることがわかった．関係存在の障害は明らかで，そのなかで“自分で人生を終わらせる決断”は自身を保つための自律存在としての表現なのではないか

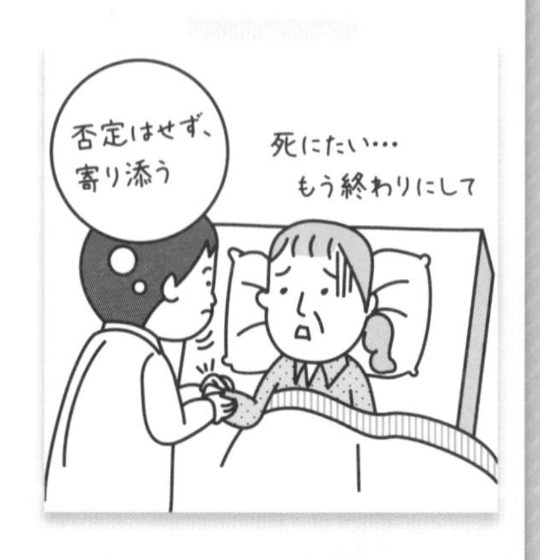

という結論になった．その後も患者の“生きることが辛い”という苦痛は増悪し，身体的な衰弱も認めた．

患者の耐えがたい苦痛，家族の不安と辛さはより顕著なものとなり，他の医師より提案された鎮静を患者・家族が強く希望したため，患者，家族，医療チームで再度相談し，鎮静が開始となり翌日永眠となった．

A ここが落とし穴！

❶ 全人的苦痛評価の難しさ

終末期医療において「死にたい」「生きていることが辛い」と強く訴える患者にどのように寄り添っていくかは，家族，医療者にとって非常に大きな問題です．家族にとっては非常に大きなストレスとなってしまうことも少なくありません．また，在宅医療における緩和ケアの場合，終末期になってから他院から紹介されて訪問診療になることも多く，患者-医師関係の深まりが浅い状況で患者の苦痛への対応を迫られることもあって，医療者にとっても大きなストレスとなることもあります．

終末期におけるこうした患者の複雑な苦痛について，Saunders は“全人的苦痛”という概念を提唱しています[1)]．**全人的苦痛**は，身体的苦痛，社会的苦痛，精神的苦痛，霊的苦痛（スピリチュアルペイン）の 4 つの苦痛から構成されています（図 1）[1)]．これらの苦痛は単独で存在することもありますが，多くの場合，互いに影響し合って存在しているため，**終末期患者を診る際には常に全人的な視点でその患者の全体像をとらえる必要があります．**

身体的苦痛，社会的苦痛，精神的苦痛についてはイメージがつきやすいかと思われますが，スピリチュアルペインに関する書物や方法論については少しわかりにくいかもしれません．いくつかの考え方がありますが，村田[2)]はスピリチュアルペインを「存在と意味の消滅から生じる苦痛」と定義しています．さらに，その存在を支える柱として 3 つの柱を提唱しています（図 2）[2)]．3 つの柱は，①時間性（時間存在），②関係性（関係存在），③自律性（自律存在）で構成されています．

図1 全人的苦痛（Total Pain）

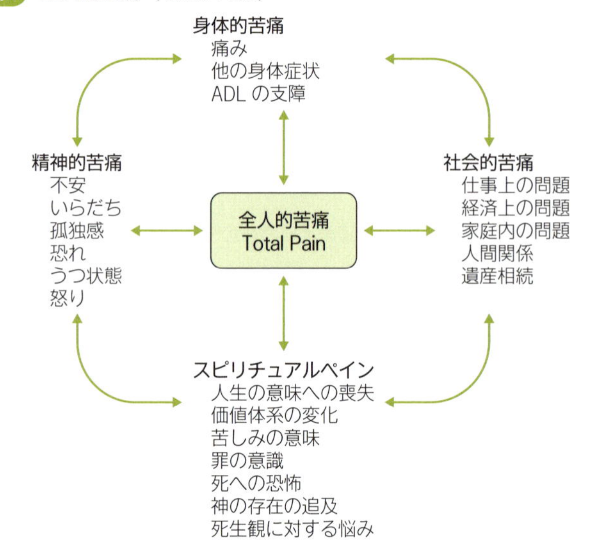

（文献 1 を参考に作成）

図2 存在を支える 3 つの柱

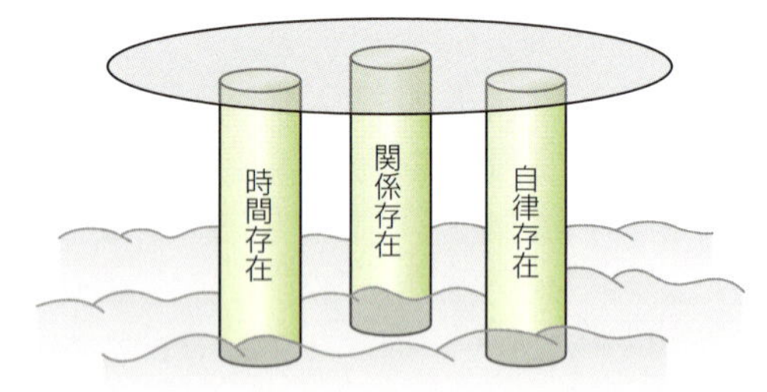

（文献 2 を参考に作成）

時間存在は，人間の生とは“現在”においてのみ成立しているわけでなく，“将来と過去とに支えられて成立する”という時間構造の存在です．終末期の患者が死の接近により将来を失うことで，現在の意味と存在を失いスピリチュアルペインを生じるのです．

関係存在は，自己の存在と意味は“他者との関係の中で他者によって与えられるもの”という関係構造の存在です．死の接近が“他者との関係の断絶”

を意識させ，現在の世界が自分とは隔絶した世界のように感じ，孤独や不安といったスピリチュアルペインを生じるのです．

最後に**自律存在**ですが，これは人間として自由に自己決定ができる基本的人権に関わる存在です．死の接近によって身体の衰えから多くの“できなくなる”を体験することになります．その際に自由に物事を決めることができなかったり，自己選択の幅が極端に制限されてしまうことで自律存在を失う苦しみであるスピリチュアルペインが生じることになります．

それぞれの柱が障害された場合にはそれぞれに応じた対応をすることだけでなく，残っている柱を強化することもスピリチュアルペインに対応する方法の一つとなります．

❷ スピリチュアルペインの評価は誰が行うのか？

終末期患者をケアする場合，患者に起こるさまざまな症状やそれに伴う多彩な心理的反応など，複雑で困難な状況に置かれた患者や家族とコミュニケーションをとる必要があります．さらに患者の死に直面した家族のグリーフへの対応なども行う必要があるなど，非常に大きなストレスを抱えながらケアを行うことになります．

今回の事例では，患者の物語を理解しながら患者・家族の望む“最期のかたち”を目指しましたが，医師が思うような経過とならず，患者・家族の最期を不幸なかたちにしてしまうのではないかという不安があり，自宅へうかがうことへのストレスを感じながら関わっていました．

多職種とのカンファレンスでその思いを共有したことで，これまで医師に語られてこなかった患者の思いや人生の物語を聞くことができ，患者の物語の再構成，患者のスピリチュアルペインの再評価を行い，**チームで患者・家族に関わったことにより，何とか最期まで患者・家族に関わることができた**のではないかと思います．

POINT

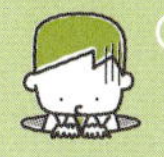

◎スピリチュアルペインの評価を医師一人の解釈と思いで進めてしまった．

B よりよい在宅医療のための Next Step

❶ 全人的苦痛，患者の物語をチームで理解する

在宅医療において，多職種によるチーム医療は非常に重要です．特に終末期において苦痛を抱えた人が，そこにいる全員に自らの苦しみや人生の物語すべてを語ることはありません．自らの苦しみや物語をわかってくれる理解者それぞれに応じた内容の苦しみを打ち明けます．

在宅医療，終末期における医療チームの目標は明確です．**患者が今まで生きてきた人生，いわゆる患者の物語において作られ大切にされてきた信条に沿って最期までその人らしく過ごしてもらう**ということだと思います．そのために，一人で患者に寄り添おうとするのではなく，**複数の視点から患者を理解し統合しチームで患者に寄り添うことを意識することで，より患者との関係性が深まるとともに，医療者自身が困難を抱える患者に寄り添ううえでの不安やストレス軽減につながる**のではないかと思います．

❷ 医療者自身のハウスキーピングを意識する

患者診療という行為は非常にストレスフルな仕事です．過剰な仕事でのストレスは医療者自身にとってだけでなく，患者のためにもよくないことです．Neigbour は，自らの著書「The Inner Consultation（内なる診療）」で患者に関わる職種は**自身の精神状態や感情を認識し，患者をケアするのと同じレベルで常に自身のケアを行う必要がある**と書いています．またそのなかで，長期的なストレスコントロール方法として，①レジャー，②ディスカッション，③ストレスコントロールテクニックについて以下のように述べています．

①**レジャー**：よい医師であることには立ち止まることができなければなりません．勤務時間外の時間をどう過ごすか，家族との時間，スポーツや休暇などは不可欠です．患者のケアを行うことにのめり込んでしまうことは医師と患者双方にとって危険です．

②**ディスカッション**：誰かを信用すること，自分のことを気にかけてくれる人からの支援や心配りを体験することはストレスへの万能薬とな

ります．自由な発言を許すルールと守秘義務が保証された場で同僚などとのディスカッションは非常に有用です．

③**ストレスコントロールテクニック**：医療者が学んで恩恵を受けているテクニックに，リラクゼーション，ヨガ，自己催眠，自律訓練法，瞑想などがあります．

TIPS

- **患者の人生に対する理解を多職種で行っていこう！**
- **ストレスを感じるのは患者だけじゃない．医療者自身のストレスマネージメントを意識しよう！**

文献

1）Saunders C et al：The philosophy of terminal care. The Management of Terminal Malignant Disease, Saunders C（ed），Arnold Publishers, Baltimore, p232-241, 1984

2）村田久行：がん患者のスピリチュアルケア―痛み・不安・無意味へのケア．死の臨 36：27-28，2013

3）Neigbour R［草場鉄周（訳）］：The Inner Consultation，内なる診療，カイ書林，埼玉，2014

Case 26 本人の意思を尊重して看取ったのに…

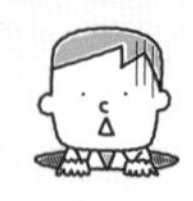

80歳代男性

既往疾患や定期内服なし．訪問診療を依頼され，うかがって話を聞いたところ，「このまま弱っていくのは耐えられない．自分で食事を絶って死のうと思うので看取ってほしい」と言われた．定期通院している医療機関はなく，身体診察や血液検査では甲状腺機能を含めて異常を認めない．長谷川式簡易知能評価スケール（HDS-R）は満点で，意欲の減退や抑うつ気分などもなかった．同居している妻や娘は「本人の意思を尊重します」と言っていた．

アセスメント

身体的・精神的疾患はなさそうなので，訴えの内容は変わっているが，病気によるものではないと判断した．本人や家族の意思を尊重する方針としたが，看護師が何か言いたそうな目でこちらを見ている．

その後の経過

本人は発言した通り食事を摂らず，わずかな水分を摂るばかりだった．その後，徐々に衰弱していき，約1ヵ月で眠るように息を引き取った．その顔は満足そうで，家族も「本人が満足そうでよかった」と言っていた．クリニックに帰ると看護師やケアマネージャーが冷ややかな目をしていた．「先生，なかなか言い出せませんでしたが，本当にこれでよかったんですか？」言いたいことがあるなら先に言ってくれよ….

それで
いいの…？
自分で食事を
絶ちます！
わかり
ました

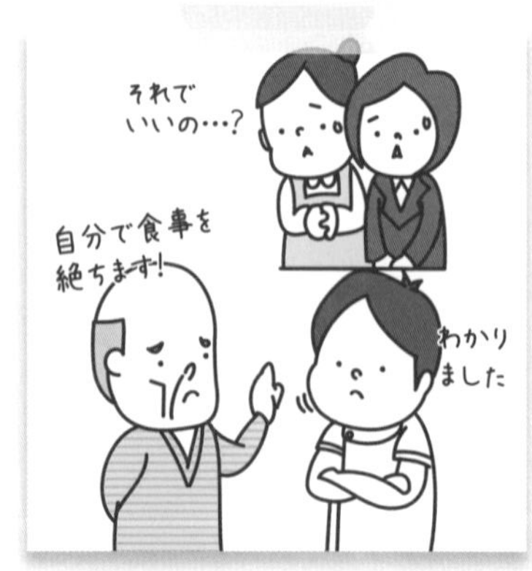

Ⓐ ここが落とし穴！

❶ 病気以外のことにも目を向けよう！

在宅医療では，身体症状はもちろん大切ですが，心理・社会的要因にも気を配る必要があります．身体疾患が否定的で，精神科疾患も否定的であったとしても，患者の心理状態や社会的背景にも意識を広げる必要があります．

セルフ・ネグレクトという概念があります．ネグレクトは他者（親やケア提供者など）による世話の放棄・放任ですが，セルフ・ネグレクトは**自分自身による世話の放棄・放任**です．「高齢者が，通常一人の人として生活において当然行うべき行為を行わない，あるいは行う能力がないことから，自己の心身の安全や健康が脅かされる状態に陥ることであり，具体的にはごみ屋敷などの不衛生な環境で生活を続けたり，必要な食事を摂らなかったり，医療を拒否すること」とも言われています[1)]．ネグレクトとセルフ・ネグレクトは，どちらも**“自己の心身の安全や健康が脅かされる状態”**で人権が侵害されている点では同様であるため，介入が求められる状態です．また，飲食拒否（voluntarily stopping eating and drinking：VSED）という概念もあり，自殺の一つの形とも考えられていて，医師がどう対応するのかについてさまざまな議論が行われています．

セルフ・ネグレクトに陥る患者の背景には，“認知症，物忘れ，精神疾患などの問題”や“親しい人との死別の経験”“家族，親族，地域，近隣などからの孤立，関係悪化”がそれぞれ約3割といわれています．また，きっかけは“疾病，入院など”が約2割，“家族関係のトラブル”と“身内の死去”がそれぞれ約1割であったと報告されています[1)]．

❷ 一人で判断してよいですか？

ガイドラインで示されているようなシンプルな問題は判断しやすいですが，**心理・社会的問題など複雑な問題の判断を一人だけで行うのはお勧めできません．**そもそも，心理的な部分は医師よりも家族や看護師，臨床心理士のほうがわかっている可能性がありますし，社会的な部分はケアマネージャーや地域包括支援センターの職員，民生委員のほうが詳しい可能性があります．さまざまな職種で情報を共有して，多様な視点から検討し，患者本人や家族を含めた多職種で検討するのがよいと思います．

一人で判断してしまうとその過程で他者の視点が入らないため，結果，偏った判断となる可能性があります．また，時に判断結果を関係する他職種に伝え忘れることもあり，チームの意思統一が困難になります．

POINT

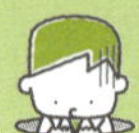

- **心理・社会的問題に目を向けていなかった．**
- **一人で判断してしまい，関係する他職種との認識共有ができていなかった．**

B よりよい在宅医療のためのNext Step

❶ 心理・社会的問題に目を向ける！

いわゆる"困った患者"は身体問題だけでなく，心理・社会的問題を抱えていることが多いです．診療ガイドラインを単純に適応できることは少なく，複数の身体・精神疾患を持っていたり，個別性の高い要因やコントロールできない要因を含んでいることがあります．それぞれが相互に作用していて，問題を要素に分解してそれぞれを解決することで全体を解決に導く手法（要素還元主義）が使えない場合もあります（"複雑な臨床問題"と表現されることもあります）．

そのような複雑な問題に対応するときには，患者を多方面から検討して全体としてとらえることが大切です．多方面から検討する方法の一つとして，**臨床倫理の4分割法**と呼ばれる症例検討シート（Case 19の図1，119ページ参照）を用いた検討法があります[2)]．これは倫理的な症例検討の考え方をまとめたもので，"医学的適応""患者の意向""QOL(quality of life)""周囲の状況"の4つの視点から症例に検討を加えていくものです．それぞれの項目を埋めていくことで，患者の置かれた倫理的に重要な事実を明らかにしてから議論を始めることができます．身体的文脈からだけでなく，社会的文脈などの他の視点から患者をみたり対応したりすることで，身体的な問題が理解できたり解決したりすることがあります．多方面からの検討が最終的に本人のQOLを高めるための方針を決定するための指標になるのです．

臨床的な意思決定が困難なとき，その問題は倫理的問題であると言えます．倫理的問題を解決するための原則として**医療倫理の 4 原則**が提唱されています．それは，“自律性の尊重（respect for autonomy）”“善行原則（beneficence）”“無危害原則（non-maleficence）”“公正（justice）”の 4 つです．われわれ医療者は，患者が自由かつ独立して考え決定する能力を尊重し，患者に最善の利益をもたらすことを考え，害悪や危害を加えることなく，個々の患者に提供できる医療資源の限界について判断して，意思決定を行う必要があります．

❷ 一人で判断せず，関係する他職種で多面的に検討する！

患者を多方面からみるためには，多職種での検討が有効です．臨床倫理の 4 分割法を使うときにも，多職種から情報を集めたほうが容易に実践できます．他の専門職は医師とは違ったものの見方，考え方をするため，意見を聞くことは有用です．さまざまな関係者から話を聞くことで，自分たちだけでは知りえなかった情報を手に入れることができ，患者を立体的に理解することができます．そのうえで，できれば本人や家族も含めて対応を検討するのがよいと思います．

それぞれの職種の専門性・考え方を活かして多面的に検討し，その結果をみんなで共有しましょう．そうすれば，あとから疑義が生じることも少ないでしょう．

TIPS

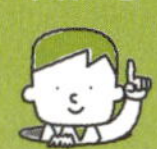

- 心理・社会的問題に目を向けて，セルフ・ネグレクト，飲食拒否（VSED）など社会的問題の知識もアップデートしよう！
- 多くの職種で多角的に考え，関係する多職種で意思を統一しよう！

文献

1）内閣府経済社会総合研究所：セルフネグレクト状態にある高齢者に関する調査―幸福度の視点から報告書，2011．http://www.esri.go.jp/jp/archive/hou/hou060/hou60_03.pdf（2018 年 3 月閲覧）

2）Jonsen AR ほか：臨床倫理学―臨床医学における倫理的決定のための実践的なアプローチ，第 5 版，赤林　朗ほか（監訳），新興医学出版社，東京，p13，2006

「その瞬間」に立ち会えなくても…

80歳代女性

膵がん末期と診断され，病院からの紹介で在宅医療を開始した．徐々に衰弱が進むなか，夫と娘が献身的に在宅介護を続けた．

アセスメント

苦痛もコントロールされ，本人も家族も死を受け入れ，穏やかな在宅看取りが十分可能と判断された．看取りに向けた説明もなされていた．

その後の経過

1〜2日の余命と判断されたある日，娘から「呼吸をしていない」と動揺した電話があり往診した．夫と娘がほんの30分ほど隣のキッチンでお茶を飲んでいる間に呼吸停止したとのこと．ずっと家で介護していたのに，息を引き取る瞬間に立ち会えなかったことを娘はひどく後悔していた．

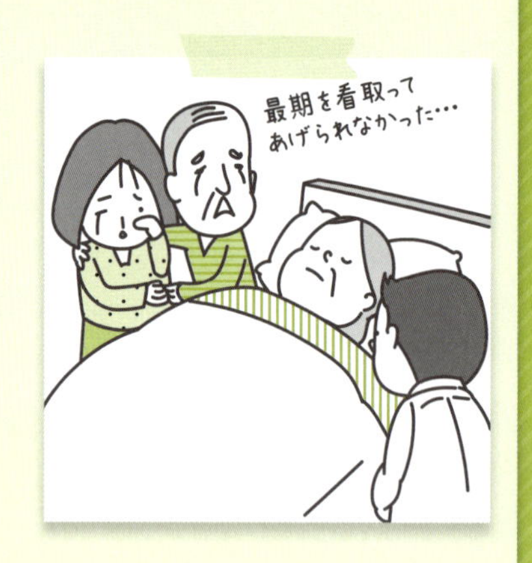

Ⓐ ここが落とし穴！

❶ “死ぬときに立ち会う”ことを重視する文化

臨終，すなわち息を引き取るとき，あるいは医師が死亡を宣告するそのときに立ち会うことは，昔から現在まで重要視されています．大切な人との別れのときであり，当然のことでしょう．それゆえ，かつては病院での最期では，死が予想されていた患者でも家族がそろうまで心臓マッサージを続け，家族がそろったころを見計らって死亡を宣告するということが普通に行われてきました（30年以上前に医師になった筆者などは，医師になってしばらくの間は，がんの末期で亡くなっても家族が病院に到着するまで，あるいは家族がそろうまで心臓マッサージをすることが当たりまえでした）．

“最期に立ち会えた家族”と“間に合わなかった家族”との間には，悲嘆の程度にも差があるように感じられます．間に合わなかったことへの自責の念を伴うことさえあります．

それだけに，在宅医療では大切な人が息を引き取るときに一緒にいることができると考え，そこが在宅医療への期待の一部をなしていると思われます．医療や介護を提供する側もそれを前提に支援を行っているでしょう．しかし，この事例のように，**在宅看取りでも臨終の場に立ち会えないことがあることを家族も医療者も想定していなかった，**ということがあるかもしれません．

❷ 臨死期に対する手引書の効果と限界

在宅や施設での看取りが広がるなかで，心穏やかに最期のときを迎えられるようにさまざまな手引書が作られています．多くの在宅医や訪問看護ステーションが，看取りに対する心の備えや患者の身体変化などを説明するパンフレット，説明書を，家族や施設のスタッフに渡したり説明して，死ぬときに立ち会うことに対する不安を少しでも和らげるよう援助しています（図1）．

人が死亡するときの身体現象について，一般的に起きやすい事柄を記載し説明することは可能ですし，そのことを丁寧に説明してもらったことで最期を安心して見守ることができたと感謝されることも多く経験します．

しかし，**死前喘鳴や下顎呼吸がみられても，その後どれくらいの時間で呼吸が止まるかということを正確に予測することは困難**ですし，その方の死因となる疾患や合併症による身体症状への修飾は実にさまざまでしょう．さらに，そのような徴候もなく呼吸が止まることもあります．

❸ 静かに，あるいは突然呼吸が止まることはしばしばある

多くの患者を看取ってきた医師であれば，臨死期を迎えた患者が死前喘鳴や下顎呼吸といった徴候がはっきりしないまま，静かにあるいは突然呼

図1 自宅で看取りをするご家族に渡す説明書（一部抜粋）

住み慣れたご自宅で終末期を過ごされるご家族を見守る事は，皆様にとって初めて経験する事が多く，大変不安も大きいと思います．

いつもと違った症状が出た場合でも落ち着いて対処できるよう，今後予測できるお体の症状について書き記しました．わからない事があれば，どんな些細な事でも，私たちにお聞きください．

■傾眠

眠っている間に 10〜30 秒くらいの間，呼吸が止まる事があります．痰の量が増えて喉の奥でゼロゼロという音がします．

■肩呼吸

肩や顎を動かして息をするようになると，本当にお別れが近いことを示しています．聴覚は最後まであるといわれています．手を握ったり，声をかけてあげてください．ご本人の安心につながります．

（宇都宮市内の訪問看護ステーションが使用している説明書から許諾を得て転載）

吸が止まることがあることを少なからず経験しているでしょう．在宅で補液を控え脱水気味になることで死前喘鳴も少なくなったり，下顎呼吸から呼吸停止までの時間も短くなる印象があります．特に超高齢者の死ではその傾向が多いように思います．

冒頭に示したケースのように，“気がついたら呼吸をしていなかった”ということは決してまれではありません．問題は，さまざまな不安を乗り越えてせっかく大切な人を在宅で看取った家族が，そのことで必要以上に後悔や悲嘆を増すことです．

POINT

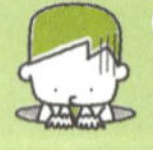

◎在宅で看取ったが，呼吸停止の瞬間に立ち会えず，そのことで必要以上に後悔や悲嘆が増してしまった．

B よりよい在宅医療のための Next Step

❶ 気がついたら呼吸が止まっていることがあることも伝えておく

“近くにいても気がつかないほど静かに呼吸が止まること”，または“突然に短時間で呼吸が止まることもありうること”を伝えておくことが必要です．

しかし，それを単に伝えるだけでは看取りに対する不安，恐怖が増すだけになる危険があります．家族がひとときもそばから離れられない，あるいは離れざるを得ないときの不安も増すことになりかねません．

突然の呼吸停止の可能性を伝える際は，**「そう言うと，とても不安になると思いますが，そのときはそれほど穏やかに最期を迎えられたということでもあるのです」**というような言葉を付け加えるようにします．

それに加えて，次に述べるような言葉かけや援助が必要と思われます．

❷ 呼吸停止の瞬間よりも大切な“今”に心を向ける援助

呼吸が止まるその瞬間に立ち会えるかどうかの視点から，今を大切にすることに視点を移すことを促す支援が必要です．臨終が差し迫る前にそのことを伝えることが必要であり，臨終の瞬間への心の束縛からの解放ともいえます．

筆者は，上記の具体的な説明に続けて，さらに次のような言葉をかけます．

「気が付かないうちに呼吸が止まることはありますが，そのことに心をとらわれすぎないでください．今こうして生きておられ，お話ができるこのときを大切にしてください」（あるいは「意識がないように見えても，声は聞こえていると言われています」）

「手を握ったり，体をさすってあげたり，言葉をかけて感謝の気持ちを伝えたり，大切な思い出をお話ししたりしてください」

いつ呼吸が止まるかという身体症状の観察に気持ちが縛られていることから解放し，残された短い時間のなかでできる最後のケアに心を向けることができるような援助は，残される家族にとって終末期のケアの時間が豊かな時間として心に残るためにも必要なのではないでしょうか．

③ 本人と家族の関係性に焦点を当てた終末期のケアにも心を配る

臨終に立ち会えなかった場合でも，その後の家族の抑うつや複雑性悲嘆（強い悲嘆が長期に続き日常生活に支障をきたしている状態）との有意な相関はなく，“患者が大切な人に伝えたいことを伝える”ことを促す医療者の配慮がより大切，という研究報告[1)]もあります．

筆者の所属する診療所では，患者が亡くなって一定期間後に“お悔やみ訪問”を行い，毎月2〜3回，亡くなった方を多職種で振り返る“デスカンファレンス”を行っています．これらの場でしばしば指摘されるのは，患者と家族の関係性の重要さです．多種多様な終末期の病状経過にかかわらず，**患者と家族の関係性あるいはその変化が，ケア全体の質に関わり，亡くなった後の家族への影響も強い**ということです．

対立的だった関係や疎遠だった関係が，終末期のケアを通じてよりよいものに変化した場合や，よい関係にあった者がその関係を十分に維持し充実したケアができた場合は，残された家族の悲しみのなかにも本当によい終末期の介護を行えたという充実感が得られるように思われます．

長い歴史を持った患者と家族の関係性に関与することは，決して簡単なことではありません．しかし，**“大切なことを伝えあうこと”“感謝の言葉を伝えること”“許しを得る，あるいは許しを与える最後のチャンス”**といった促しを適切に行うことで，関係性の改善や充実のために背中を押すことができるのではないでしょうか．

上記に述べたような援助ができれば，もし呼吸停止の瞬間に立ち会うことができなくても，悲しみのなかにもやりきった達成感を得られるでしょうし，それはわれわれ在宅医療に携わる者の願いでもあると思います．

TIPS

- **家族の意識を“臨終の瞬間”から“大切な今”に，さらには“よりよい関係性のなかで死を迎えること”に向けることで，臨終に立ち会えなかった悲嘆を和らげ，心満たされた達成感の得られるケアにつなげよう！**

文献

1）大谷弘行：家族の臨終に間に合うことの意義や負担に関する研究，日本ホスピス・緩和ケア研究振興財団 遺族によるホスピス・緩和ケアの質の評価に関する研究3（J-HOPE3），2016. https://www.hospat.org/assets/templates/hospat/pdf/j-hope/J-HOPE3/J-HOPE3_3_12.pdf（2018年3月閲覧）

医師が到着するまでの時間

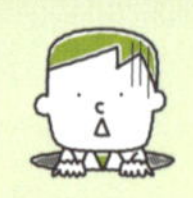

70歳代女性

夫と息子の3人暮らし．肝硬変とじん肺で近医通院中，CT検査で肺結節影とS状結腸がんを疑う所見を認め，総合病院外科紹介．S状結腸がんと所属リンパ節腫脹，両肺多発結節影を確認．根治切除不能と判断，原発巣は手術切除，人工肛門造設を行い，退院後外来通院となった．退院後2ヵ月経過，リンパ節転移，多発肺転移増大，腹水出現を認めた．肝硬変も進行し，化学療法実施も困難と判断された．

本人と家族へ病状説明があり，在宅緩和ケアの方針で当院紹介，訪問診療開始となった．訪問診療開始後4ヵ月頃から下血出現，腫瘍関連の出血を疑った．紹介元の総合病院へ紹介したが，侵襲的治療や輸血は行わない方針となり帰宅した．下血に対して本人・家族とも不安があり，数回当院に入院したが止血困難だった．

本人からは，在宅療養と在宅看取りの希望があった．

アセスメント

家族は不安だったが，本人の意思は強く，家族支援を行い退院した．退院後，下血継続，全身浮腫，呼吸苦，胸水・腹水貯留を認めたが，オピオイドや利尿薬でコントロールできた．訪問診療や往診を週4～5回行い，本人・家族，親類の不安軽減に努め，在宅看取りの準備を支援した．

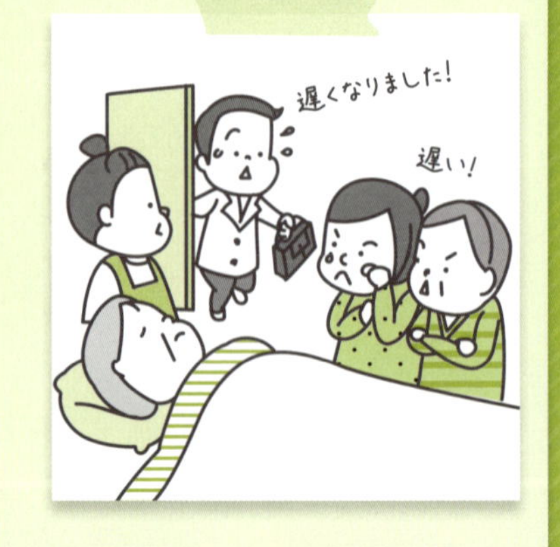

→ その後の経過

訪問診療開始後7ヵ月，また診療所退院後4ヵ月が経過し，亡くなる前日から傾眠傾向となり，翌土曜日の午前9時に穏やかに亡くなった．その後，家族から連絡が入ったが，外来担当医一人の体制で外来患者も混雑していたため，すぐ往診に行ける状況ではなかった．事情を家族に説明し，先に訪問看護師が訪問し，外来終了後すぐに往診に行く旨を伝えた．

13時に往診，訪問が遅れてしまったことをお詫びし，家族，親類が多数集まったなか，死亡確認を行った．その際に遠方の親戚の一人から，「亡くなったらすぐに往診に来てくれるのが普通じゃないですか？」とクレームがあった．

A ここが落とし穴！

❶ 呼吸停止から死亡確認までの家族の気持ち

病院では医療者が看取ることが大半ですが，在宅では家族が看取ることがほとんどです．予測される看取りのケースでは，もうすぐ最期のときが近づいていること，終末期の体の変化（意識や呼吸など）などを説明し，心配なことがあれば，いつでも連絡してよいことを伝えます．一方で，急変時や呼吸停止時に，別の患者の対応中や一人で外来対応しており，バックアップがいないケースなどは，緊急で往診に行けないことも伝えます．そのような際には，**訪問看護師に先に訪問してもらう，電話で薬やオピオイドのレスキュー指示などを行う，状況によっては救急車による搬送などの方法を相談する**ことを伝えます．

今回の事例は，予測される看取りであったため前日に往診に行っており，上記の説明なども事前にしており，十分合意形成できたと考えていました．亡くなった時間は，医師は一人で外来対応しており，すぐに往診に行ける状況ではなかったので電話でその旨を伝え，外来終了後往診に行くことにしました．

法律上，呼吸停止後，医師が死亡確認するまでの時間の規定はありません．深夜であれば，朝まで待ってもらうことや，家族が朝まで待ってから連絡するケースもあります．しかし，日本では，在宅看取りであっても「死＝

医師の死亡確認」という考えが強いため，医師の死亡確認までは，家族はどのように対応すればよいかわからず，落ち着かず，不安になりやすいことが多いと思われます．

POINT

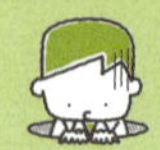

◎呼吸停止後から医師の死亡確認までの時間が長かったため，家族が不安になってしまった．

B よりよい在宅医療のための Next Step

❶ 在宅看取りを速やかにする体制の確立

ある地域の在宅死した患者の遺族への調査[1)]によると，呼吸停止から医療者が到着するまでの時間は1時間以内が約65%，1～2時間が約25%，2時間以上が約5%でした（図1）．また，医師の到着までに時間がかかり過ぎたことに対しての家族の意見として，「医師が来るまでの1時間位の間，不安だった」「医師の到着まで2時間もかかり，もっと早急に対応可能なネットワークを確立してほしい」などがありました．

当院では，夜間休日も含めて在宅看取りは，ほとんどのケースで30分～

図1 呼吸停止から医療者が到着するまでの時間

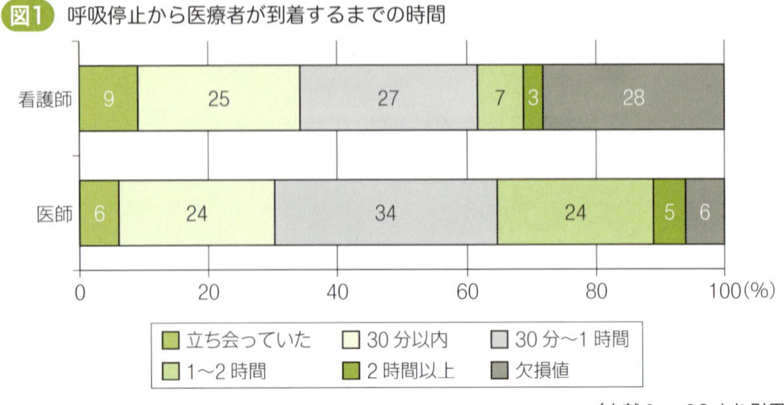

（文献1，p12より引用）

1時間以内に行っていますが，医師体制の問題から，外来中など，緊急の看取りの対応が難しくなる時間帯もあります．そこで今回のような事例のことも踏まえて外来時の在宅対応のバックアップ体制も再検討し，**可能な限り速やかに看取りができる体制**を考えました．一方で，近いうちに看取りが予測されるが，体制が厳しい日がわかっていれば，家族にも具体的に説明し，理解を得るように一層注意するようにしました．

厚生労働省は，医師による診療経過から予測される看取りで，医師・看護師と十分な連携が取れ，患者や家族の同意があり，医師間や医療機関・介護施設間の連携に努めたとしても医師による速やかな対面での死後診察が困難な状況にある場合(医師の直接対面での診察までに12時間以上を要する)に，法医学等に関する一定の教育を受けた看護師が“死の三徴候”(心停止，呼吸停止，対光反射の消失）の確認を含め，医師の判断に必要な情報を速やかに報告し，テレビ電話装置などの情報通信技術（ICT）を活用した通信手段を組み合わせることによって，医師が死亡確認できるガイドラインを策定しました[2)]．

一方，日本法医学会は，適切な死因判断を行う観点から，十分慎重な対応と運用を求める声明[3)]を出しており，今後の議論を見守る必要があります．地域包括ケアシステムで在宅看取りが増えていくなか，看取りの現場も今後変わっていく可能性があります．

❷ 予測される看取りの場合，呼吸停止後から医師の死亡確認までは，家族が故人とゆっくり過ごせる時間でもある

予測される看取りの事例でぜひ家族に伝えてほしいことは，**呼吸停止後，医師が死亡確認するまでの時間は，家族・親類が最後に故人とお別れする大切な時間である**ことです．医師の死亡確認後は，エンゼルケア（死後処置）や葬儀社への連絡，葬儀の段取りの打ち合わせなど忙しくなります．ですから，家族が呼吸停止を確認し，死亡時刻を確認した後は，慌てずゆっくりとお別れをしてから医師に連絡してもかまいません．医師が到着するまでの間，家族・親族が故人の周りに集まり，思い出話を語り合うこともよいでしょう．もちろん，医師の死亡確認後もそのような時間を過ごしてから，葬儀社に連絡してもよいと思います．

事前に，そのような話をしておくことによって，家族が，不安ではなく，安らかな看取りの場面を迎えることができるように援助します．

③ 遠方の親類からのクレームに対しても丁寧に説明する

今回の事例では，頻繁に往診し，不安への傾聴に努め，看取りの際も家族・親族で故人を偲び，ゆっくり時間を過ごしてもよいことを話してありましたが，すべての親類に伝わったわけではありませんでした．普段，関わりが少ない親類が，看取りの最期の場面になり，「苦しそうなので，病院のほうがよかったのではないか」「治療はこれでよかったのか」など疑問をはさんでくることは，少なからずあります．もし，そのように言われた場合でも，**丁寧に診療の経過や患者・家族との話し合いの経過を説明する**ことで，ほとんどは納得してくれると思います．

筆者が所属する診療所では，亡くなられた後，しばらく時間を置いてから，在宅で看取った患者の家族のグリーフケアとして**お悔やみ訪問**をしています．この事例では，死亡確認の到着が遅れたことを再度お詫びし，その後，家族のことを心配していることを伝えたところ，家族からは「親類が心ない言葉を言って申し訳なかった」との言葉をいただきました．

TIPS

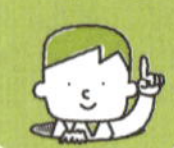

- **予測される看取りでは呼吸停止から医師の死亡確認までの時間は，家族が故人とゆっくりお別れする大切な時間であることを事前に伝えよう！**
- **状況により，医師の死亡確認の時間が遅れた場合には，誠実にお詫びし，丁寧に対応しよう！　その後の家族のグリーフケアもできるだけ行おう！**

文献

1) えんじぇる班：地域の他職種で作る「死亡診断時の医師の立ち居振る舞い」についてのガイドブック，2014．http://www.zaitakuiryo-yuumizaidan.com/docs/booklet/booklet29.pdf（2018年3月閲覧）
2) 厚生労働省：情報通信機器（ICT）を利用した死亡診断等ガイドライン，2017．http://www.kansensho.or.jp/news/shouchou/pdf/1709_ICT_guidelines.pdf（2018年3月閲覧）
3) 日本法医学会：情報通信機器（ICT）を利用した死亡診断等ガイドラインについて，日本法医学会としての見解，2017．http://www.jslm.jp/topics/20170705_2.pdf（2018年3月閲覧）

Case 29 “埋蔵”麻薬発見!?

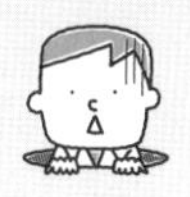

70歳代男性

1年前に心窩部痛・背部痛が出現し病院を受診．精査の結果，造影CT・細胞診で膵体部がん（Stage IVb 腹膜播種）の診断となった．化学療法を開始したが，食思不振と倦怠感が強く中止となり，以後は症状緩和を行っていた．次第に腹水貯留と腹部膨満，食思不振が進み通院困難となったため在宅療養を希望され，訪問診療の導入目的で当院へ紹介となった．

紹介状の処方情報には“NSAIDs”と“緩下薬”が記載されていた．通院中は病院前の薬局を利用していたという．

アセスメント

訪問診療を開始後，腹痛が増強し定時のオピオイドとオプソ® 5 mgの頓用を開始した．訪問看護と訪問薬剤指導が可能な薬局がチームに加わり，その後ステロイドの内服や制吐薬も調整した．

その後の経過

経過中，内服困難な状況となり速放性モルヒネ坐剤（アンペック® 坐薬10 mg）も併用した．ある晩，家族から「嘔吐後に声かけに反応せず，呼吸もしていない」と連絡があり，緊急往診となった．その後，自宅で看取りを行い，診断書を記載し，家族への説明を済ませ，訪問を終了して患者宅を後にしようとした．

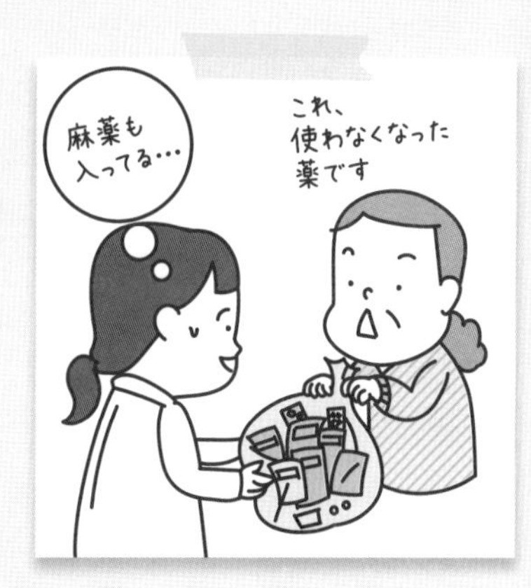

看取り時には，使用していた医療用麻薬の回収を忘れずに行うように心がけており，家族へ「使用されていたお薬を回収します」と申し出た．そ

の際，家族から「前の先生からのお薬も持って行っていただけますでしょうか」と申し出があった．確認するとビニール袋いっぱいの残薬があり，その山のような薬に混じって，大量のオキシコドン経口剤（速放製剤，徐放製剤）が発見された．家族に確認すると「麻薬を保管していた」という認識はなかったという．聞けば，前医から薬が処方されたが，患者が「何の薬かわからないので飲みたくない」と言い，そのまま保管していたという．その場で“お薬手帳”を確認すると，なるほど，当院で診療する3～4ヵ月前にオキシコドンを使用していた時期があったことが判明した．紹介状への記載は認められなかった．

A ここが落とし穴！

❶ 在宅医療での麻薬回収は確実に！

使用されなくなった医療用麻薬が“誤って服用される”“誰かの手にわたる”ことは防がねばなりません．そのため，**在宅看取りの際には，医薬品，特に医療用麻薬を確実に回収するべき**であるといえます．その際，在宅医へ紹介される前に処方された麻薬にも目を向けましょう．

❷ 転医時は薬剤に関するエラーが起きやすい

紹介元から在宅医へ紹介される際などの**転医（ケア移行）時は，薬剤情報が分断され薬剤に関するエラーが起きやすい**と言われています．たとえば，“本来は継続されるべきである薬剤が処方されない”ことが起こったり，“中止されるべき薬剤が処方される”ことが生じる可能性があります．まして今回の事例のように“在宅医へ紹介される前に処方された薬剤”については，診療情報提供書に記載されないことが普通かもしれません．

薬剤の使用歴，特に医療用麻薬の使用歴は，症状緩和の際に薬剤調整を検討するうえで臨床的に必要な情報であるのみならず，本項の主眼である“在宅医療での麻薬回収”の観点からも必要といえるしょう．

❸ “かかりつけ薬局”の不在

紹介元から在宅医へ紹介される際に，医療用麻薬などの薬剤情報が分断されることがあっても，**“かかりつけ薬局”つまり“紹介前後で同じ薬局”が薬剤情報を統括していれば安心です**．“かかりつけ薬局”は，患者・家族への麻薬の取り扱い指導だけでなく，今回のような“在宅医へ紹介される前に処方された麻薬”など過去に処方された薬剤情報を把握しています．

今回の事例では，紹介前後で薬局も変更となり，患者は“かかりつけ薬局”を持っていませんでした．もしも“かかりつけ薬局”が存在すれば，過去に医療用麻薬が処方されていたことを把握していたため，在宅医療での麻薬回収にも大きな役割を果たしたことでしょう．

POINT

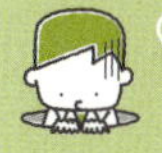

◎紹介元から在宅医へ紹介の際に，過去に医療用麻薬が処方されていた情報が分断され，家族からの申し出がなければ危うく“在宅医療での麻薬回収”が行われないところであった．

B よりよい在宅医療のための Next Step

❶ 在宅医へ紹介される前の薬剤情報に注意せよ

“在宅医へ紹介される前に処方された麻薬”などの薬剤情報が，紹介元から在宅医へ紹介される転医時の診療情報提供書には反映されていないことは少なくないと考えられます．そのうえ，患者や家族の記憶は曖昧であることも多いでしょう．その際，まずはお薬手帳を確認すれば“在宅医へ紹介される前に処方された麻薬”などの薬剤情報を確認できる可能性があります．

今回の事例でも，もっと早く**お薬手帳の処方履歴を確認するべき**でした．在宅医など受け手側の医師には，以前の処方内容をお薬手帳で確認する習慣が求められます．しかし，お薬手帳に薬剤情報がきちっと貼り付けてあることが前提となるため，限界はあります．

❷“かかりつけ薬局”を患者に推奨する

これからの時代は，医療制度に忠実であればあるほどケア移行が増えていくと予想されます．その際，**“かかりつけ薬局”があれば，主治医が変わっても一貫して処方内容が把握されるため過去の処方情報が確実に継続される**でしょう．この事例でも，“かかりつけ薬局”が機能すれば，「麻薬の残りはありませんか？」「使わなくなった薬は，薬局や病院などで破棄しなければいけません」など，麻薬などの残薬の把握や管理，回収につながった可能性があります．

現在は“かかりつけ薬局”が十分に浸透しているとは言えない状況であると思われます．厚生労働省は2015年から患者のための薬局ビジョンを掲げています．これは在宅に限った話ではありませんが，“バラバラから一つへ”などのビジョンが掲げられ，患者が複数の医療機関にかかったとしても一つの薬局が薬剤管理を行うことで，多職種と連携していく地域包括ケアの一端を担う役割が期待されています．在宅医は，患者へ“かかりつけ薬局”を推奨する必要があるでしょう[1)]．

❸医療用麻薬の回収に関する患者への啓蒙

医療用麻薬は，特に慎重な管理を必要とする薬剤で，法律でも規定されています[2,3)]．薬剤情報提供書とは別に，“医療用麻薬の取り扱い”“医療用麻薬の回収の必要性”についての説明書（図1）を配布する工夫もよいでしょ

図1 医療用麻薬の回収についての説明書の例

> 医療用麻薬をご使用の患者様・ご家族様へ
>
> **医療用麻薬の回収について**
>
> 不要となった医療用麻薬は，速やかに処方された医療機関や薬局にお持ちください．
>
> 医療用麻薬に限らず，処方された薬剤の譲渡は法律で禁止されています．処方された方以外の方に用いると人体にさまざまな危害が生じることがあり大変危険です．
>
> 医療機関や薬局にお持ち頂くことが難しい際は，処方された医療機関や薬局にまずお電話をください．

う．これらは薬局のみならず，処方した医療機関からも情報提供したいものです．在宅医療に関わる，特に在宅医や薬剤師，訪問看護師などには，回収を含めた医療用麻薬の安全管理の視点が必要です．

TIPS

- **転医時は過去の薬剤，特に医療用麻薬の処方歴の確認を！**
- **お薬手帳で“在宅医へ紹介される前に処方された麻薬”などの薬剤情報を確認しよう！**
- **“かかりつけ薬局”を患者に推奨しよう！**
- **在宅医からも医療用麻薬の回収に関する患者への啓蒙や情報提供を行おう！**

文献

1）厚生労働省：患者のための薬局ビジョン．http://www.mhlw.go.jp/file/06-Seisakujouhou-11120000-Iyakushokuhinkyoku/honbun_3.pdf（2018 年 3 月閲覧）
2）厚生労働省：医療用麻薬適正使用ガイダンス．http://www.mhlw.go.jp/bunya/iyakuhin/yakubuturanyou/other/iryo_tekisei_guide.htmL（2018 年 3 月閲覧）
3）日本緩和医療学会緩和医療ガイドライン作成委員会（編）：がん疼痛の薬物療法に関するガイドライン（2010 年版）．https://www.jspm.ne.jp/guidelines/pain/2010/chapter02/02_05_02.php（2018 年 3 月閲覧）

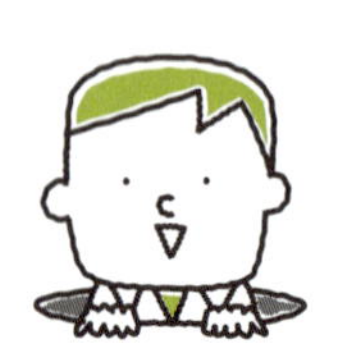

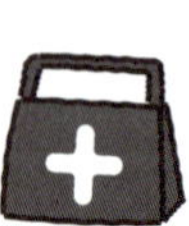

在宅医療の“見える化”に向けて

在宅医療は，質の担保が問われる新たなステージに入ったと言えるでしょう．在宅医療は患家に出向きさえすれば形式的には「どの医師にも可能である」という側面があるからこそ，“密室医療”ではなく「医療サービスとして何をどのように提供しているか」を医療・介護・福祉関係者や国民へ“見える化”していく必要があります．在宅医療の“見える化”には，まず実態調査などで“ブラックボックス”を脱却し，診療内容の標準化を目指すべきでしょう．同時に教育・研修の充実が不可欠です．症例の省察を一つひとつ積み重ね，まずは医師自身が診療内容を“見える化”できることが求められます．

本書の基本コンセプトは「在宅医療での症例経験を学びとするうえで役立つ本」でした．そして，これを達成するには他領域における臨床教育と同様に，「症例からコツやピットフォールを認識し，今後に活かすサイクル」が必須であると考えました．在宅医療の症例からコツやピットフォールを認識するためには，他（多）職種との情報共有によるレビュー，同行訪問（他職種を含む），ICT（web会議）を駆使した「カンファレンス」や「振り返り」が鍵となると考えられます．ただし，いずれにしても訪問した医師自身に“気づき”があることが大前提となります．本書で再現した「各事例の現場でのアプローチ」が先生方の今後の“気づき”を促すことに役立てば幸いです．

一方，在宅医療では各々の患者背景に特有の文脈があり，紙面での再現に限界があったことも事実です．在宅医療は古くて新しい臨床医学であり，個人的にはある程度の“流儀”があるべきで，特に家族や地域も念頭に置くことは真髄であるように思います．本書ではコラムとして，各々の先生に“流儀”を披露してもらっており，非常に興味深いものとなっていたかと思います．

なお，本書には在宅特有の“複雑事例”もあえて含みました．それは，今後そのような事例がプライバシーに配慮されつつ情報発信されていくことこそが，在宅医療の透明性を高め，スタッフの意識を向上し，ひいては密室性を排除・払拭し，在宅医療の質向上や在宅医療の“見える化”を実現することに繋がると確信するからです．

本書が，先生方の日常診療，在宅医療での症例経験を学びとすること，そして在宅医療の“見える化”に少しでも役立てば編者として望外の喜びです．内容に関して忌憚なきご意見など賜れますと幸いです．

2018年5月

清々しい初夏を迎えた相模原にて　**木村琢磨**

索　引

欧　文

和　文

あ

い

事例で学ぶ 在宅医療のコツとピットフォール

2018 年 6 月20日　発行

編集者 矢吹　拓，木村琢磨
発行者 小立鉦彦
発行所 株式会社 南 江 堂
〒113-8410 東京都文京区本郷三丁目 42 番 6 号
☎(出版)03-3811-7236 (営業)03-3811-7239
ホームページ http://www.nankodo.co.jp/
印刷・製本 三報社印刷
装丁 渡邊真介

Tips and Pitfalls for Home Medical Care

定価は表紙に表示してあります.
落丁・乱丁の場合はお取り替えいたします.
ご意見・お問い合わせはホームページまでお寄せください.

Printed and Bound in Japan
ISBN978-4-524-25149-0